眠気を取り脳を活性化させる

3秒で
頭が冴える
すごい
方法

堀大輔

はじめに

本書では、「集中力が途切れて頭がボーッとする」「食後につらい眠気が出て仕事にならない」「仕事後の資格試験の勉強が、疲れでなかなか進まない」「難解な資料を読み込まなければならないのに、頭にスッと入ってこない」といった困った状態から、**3秒というごく短い時間で頭をスッキリさせ、冴えた状態にするための方法**を解説しています。

近年、良質な睡眠を取る方法を紹介した書籍の需要が増えているそうです。先程のような悩みを、良質な睡眠を取ることで解消しようとするものです。この手法を求める人の気持ちは、私もよくわかります。

集中力が途切れず、常に頭が冴えた状態を保つことができれば、高いパフォーマンスを上げ続けることができます。それを可能にする手法なのであれば、忙しいビジネスパーソンや勉学にはげむ学生の中には、喉から手が出るほど知りたいと思う人もいるでしょう。あなたも、その一人でしょうか。

ただここで一つ、あなたにお伝えしたいことがあります。

それは、「睡眠の質や時間と、集中力・理解力・判断力・眠気とは、ほとんど関連性がない」という事実です。驚きですよね。

睡眠の質や時間に関係なく、最高のパフォーマンスを上げられる方法がもしあるのだとしたら、あなたは知りたいと思いませんか？

ここで少し私自身の話をさせてください。

私は現在、ショートスリーパー育成協会の代表理事を努めています。ショートスリーパーとは、その名の通り短眠者のことです。私は6年以上前から今に至るまで、1日の平均睡眠時間を45分以下で活動しており、このノウハウを伝えて8

00名以上のショートスリーパーを育ててきました。

本書はショートスリープを行うための書籍ではありません。しかし、眠りをコントロールするノウハウが、集中力や理解力、判断力、もちろん眠気のコントロールにも繋がるのです。


私がはじめて眠気を意識したのは、化学プラントの会社に入社した時でした(多くの人よりも随分遅いと思います)。図面作成の仕事をしていたのですが、その日はなぜか途中で仕事が全く手につかなくなりました。目の焦点が合わなくなり船を漕ぎはじめ、非常につらい時間を過ごしました。その日の夜は、翌日のことを考えいつもより3時間も早く眠りました。しかし翌日、十分に眠ったにも関わらず、前日と同じ時間帯に耐え難い眠気が発生したのです。

この時の私は、「眠気とは睡眠不足のときに発生するもの」だと思っていたため、十分な睡眠を取ったにもかかわらず眠気が出たことに、衝撃を受けたのです。

この時から、私は眠気や眠気のコントロール法、脳のしくみなどを独自に研究し、さまざまなアプローチを行ってコンディションを整えてきました。

一方で、多くの人は、眠気へのアプローチ方法や眠気が出る本当の原因を知りません。つまり、突然出てくる眠気や集中力の低下に怯えながら生活していると言えるのです。


本書でご紹介する眠気解消法は、その場をしのぐための対処療法的なものではありません。眠気コントロールを実践することで、最終的にはかなりの割合で**自分の眠気や睡眠、集中力などを自由にコントロールできるようになります。**

そうすれば、あなたは**常にベストなコンディションで活動することが可能**になり、休みたいときには**眠気を自ら発生させ、眠れる**ようになるはずです。

本書では、そんな自由な生活を手に入れるためのノウハウをご紹介いたします。

※本文中では、〝頭がボーッとする状態〟〝集中力・理解力・判断力が落ちた状態〟も含め、便宜上「眠気が起きている状態」と表現して解説しています。

第3章 3秒で頭が冴える!シーン別コントロール法 51

第1章

頭が冴える！眠気コントロールの4つの知識

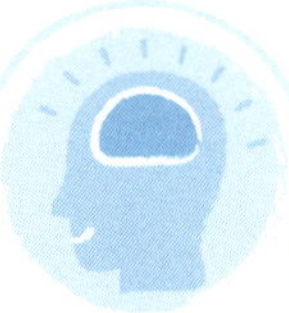

1 眠気には二十数種類の原因が存在する

あなたは、眠気をどのようなときに感じますか？

眠気の発生には、数にして二十数種類もの原因が存在します。

眠気が起きる原因には、「動物としての本能」や「周辺環境」「習慣」「眠気が起きるまでに行った事柄」など、さまざまな要素がブレンドされています。

眠気をコントロールするためには、眠気が起きる原因を見極め、その原因ごとに対処する必要があるのです。

眠気が起きる原因は、一見するだけではなかなかわかりづらいものです。

しかし、本書を読んでいただき、一つひとつの要素を冷静に見ていけば、眠気の原因に合わせて最適化したアプローチができるようになります。

「原因ごとにアプローチを変えるなんて、めんどうで難しそう」と思う人もいるかもしれませんが、実際にやってみると、そう難しいものではありません。

今の時点では「眠気に種類があるなんて嘘だろう」と思われるかもしれません。しかし、次の二つの眠気について考えてみると、異なるものだと感じるのではないでしょうか？

一つ目は、前日の睡眠時間が短いことで発生する眠気です。

夜更かしをしていた翌日に発生する眠気は、睡眠時間が短かったことで発生したのだろうと、誰でも容易に考えられるでしょう。

しかし、二つ目の眠気はどうでしょうか？

仕事に余裕があり早く帰宅したため、いつもよりも早い時間に眠りにつき、翌日デスクワークをしていたときに眠気が発生しました。

この場合、一つ目と二つ目の眠気の発生要因に違いがあると思いませんか？

眠気に種類があることを知らない人は、そもそも眠気の原因を分析しようとする発想すらありません。

「今感じている眠気は、いったいどんな理由から起きているのだろうか？」と、原因を分析する行為が、眠気をコントロールするうえでとても重要になるのです。

睡眠不足による眠気やデスクワークで発生する眠気だけではなく、試験日が目前に迫った勉強時の眠気、長時間の会議のときに起きる眠気、食事を摂った後に起きる眠気、遊園地などで遊んだ帰りに発生する眠気など、眠気の種類を観察すると、それぞれ異なっているのがわかります。

多くの人が、眠気に悩んだときに、睡眠時間や睡眠の質にばかり目を向けがちです。

しかし実際、**睡眠時間や睡眠の質などが、眠気の主な発生原因になっている場合は、ごくわずかしかありません。**

二十数種類の眠気の原因をあなたが理解し、日々の生活の中で対策を取ることで、眠気は除去することができます。

これが可能になれば、ライバルが眠気に苦しんでいる間に、集中して仕事をこなし、大差をつけることができるようになるのです。

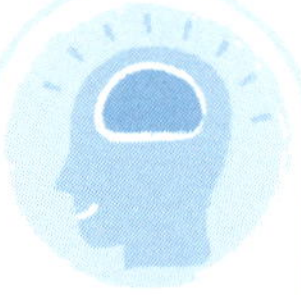

2 眠気の「種類」がわかれば〝ぼんやり頭〟が消える

頭がボーッとするとき、眠気が起きたときには、その原因に多くの種類があるとお伝えしました。

この眠気を解消するために、まずは、今発生している眠気がどの種類に該当するのかを見極めなければ、正確な対処方法を選ぶことはできません。

まずは、**眠気が発生したときに、「今はなにが理由でこうなっているのだろう？」と自分の状態を観察する**習慣を取り入れることが大切です。

はじめは皆目検討がつかず、「寝不足だから……」と思ってしまうかもしれません。しかし、諦めずに何度も確認を繰り返すことで、徐々に眠気の本当の原因を特定できるようになります。

適切な対処方法を使いさえすれば、眠気は一瞬で消し去ることが可能なのです。

誰かから命じられた業務や、やらされていると感じていることには、眠気が発生します。

しかし、ストップウォッチで時間を測り、「1秒でも早く終わらせる!」と能動的になることで、今まで感じていた眠気や倦怠感がキレイになくなります。

どれだけ眠ったとしても起床後には眠い状態が続いたり、頭の回転が鈍く感じたりすることがあるかもしれません。

しかし、すぐに外に出てラジオ体操を行うと、ほとんどの場合、眠気が除去され思考能力が活性化します。

長い授業や会議で眠気に苦しんだけれど、終わって部屋から出たとたんに、なぜか眠気を感じなくなっていたなどの〝一瞬での眠気の解消〟は、あなたが気づかない内に、眠気への適切な対処を行っていたからこその結果なのです。

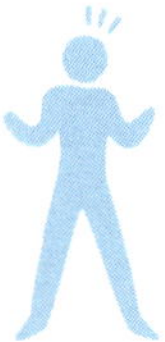

眠気を自由に消せると、睡眠もコントロールできる

眠気を消せるようになると、しだいに、眠気そのものが発生しないようにコントロールできるようになります。

風邪を引いた後に、風邪になった原因を考えて、次からは風邪を引かないように対策を取るのと一緒です。

眠気の発生そのものをコントロールできるようになると、今後の人生において、眠気に苦しめられる時間がほとんどなくなりますから、**自分の自由になる時間を大量に捻出できる**ことになります。

「そんなにいつも眠くなっているわけじゃないから、〝大量捻出〟は言い過ぎだろう」と思う人もいるでしょう。

しかし、多くの人の活動時間を調べてみると、実際に集中力、理解力、判断力をフル活用できる**〝頭が活性化〟した状態になっているのは、ごく限られた時間**

だけなのです。つまり、本来自分が向き合うべき仕事や勉強に集中できるということです。

眠気とは、「重り」のようなものです。

重りを持ったままフルマラソンを走らなければならないとしたら、相当なハンデを抱えたまま試合に挑むことになります。これでは、本来の力が発揮できないどころか、思わぬケガを負ったり、タイムオーバーで途中棄権となったりするかもしれないのです。

第3章で紹介する、3秒で眠気を消し去り、頭が冴える方法を読んだ人の中には、「本当にこんな簡単なことで、あのしつこい眠気が取れるとは信じられない」と思う人もいるでしょう。

ですが、今まで生きてきて、〝眠気の原因に種類がある〟という認識はなかったはずです。

この**新しい認識を、まずは素直に受け入れて、今日から眠気の観察をすること**が、最終的には睡眠そのものをコントロールし、眠気に悩まない人生を歩むことに繋がるのです。

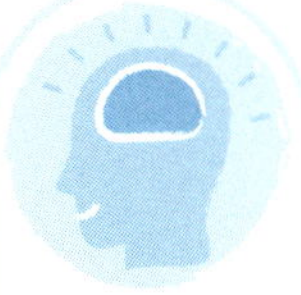

3　〝ぼんやり頭〟はこうしてできている

眠気が起きる原因は、二十数種類存在すると先にもお伝えしました。

実生活の中で、この眠気の原因は一つひとつ単発で作用するのではなく、**数種類の原因が複合して眠気を起こしています。**

「退屈なシチュエーション」について分析してみましょう。

「退屈なシチュエーション」とは、「単調な（動きの少ない）状態」であり、「刺激が少ない」「同じような姿勢をキープしている」状態です。

これが、「退屈なシチュエーション」で起きる眠気の主な原因分析です。

原因の組み合わせによって、眠気のつらさや除去するための難易度も変わり

ます。

組み合わさっている原因の種類や数によって、耐え難い眠気になるときもあれば、集中力が高まらず軽くボーっとする程度の眠気になる場合もあるのです。

「自分のデスクでお昼ごはんを食べたばかり。オフィスは暖房が効いて乾燥している。前日あまり眠れていない中、上司の指示で単調なデータの入力作業を行っている」

このような場合、少なく見積もっても6~7個の眠気の原因が存在します。

眠気が発生した場合、眠気の原因を丁寧に分析し、一つ解消するだけでも、どうしようもないと思っていた眠気は、あっという間に解消されます。

「いくつもの原因があるのに、たった一つの要素を除去したくらいで、眠気はなくならないのでは？」と思われるかもしれません。しかし、実際には一つの眠気を除去するだけで、かなりの変化を体感できるはずです。

たとえば、「カフェインを摂取する」という眠気の解消法を選択したとしましょう。

カフェインが効果的に作用するのは、二十数個の眠気の原因のうち、「睡眠不足」と「満腹」の二つだけです。

自宅で仕事を進めようとしても、眠くてうまく進まなかったのが、喫茶店に移動して仕事をするだけで、眠気に悩むことなく思った以上に仕事が捗ることもあります。

二つにしか効果がないとはいえ、実際にコーヒーを飲んだ後に、驚くほど眠気が取れたという経験をした人も多いのはこのためです。

多くの経営者が早朝の喫茶店で仕事を行っているのは、このように眠気を抑制して集中することが主な目的であることも多いのです。

眠気が発生してしまうと、「睡眠をもっとたくさん取らなければならない」と考え、それ以外の選択肢に意識が回らなくなります。

加えて、気持ちが焦ってしまい、物事を大雑把に考えてしまいがちです。

そんなときこそ、**一度深呼吸をし、落ち着いて今発生している眠気を観察する**ことが大切です。

眠気がつらいと思う人ほど、そのつらい眠気をできるだけ味わわないように、冷静に観察する癖を、今この瞬間から身につけていきましょう。

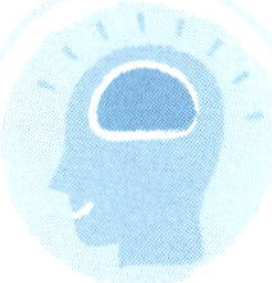

4　まずは簡単な眠気コントロールを実践しよう

何事もそうですが、まずは基本を押さえて、難易度の低いものからトライすることが大切です。

今までとは全く異なる発想で、眠気を捉えてアプローチすることは、「経験値0、レベル1」の状態だと認識することが必要です。

では、眠気を解消する難易度はどのようにして考えていけばいいかというと、単純に**〝行動の自由度・強制力の少なさ〟**で考えると分かりやすくなります。

たとえば、会議や授業中など、一箇所にずっと座り続けて、自分が能動的になりづらいシチュエーションがあったとします。

このようなシチュエーションは、**自分自身で能動的に行える眠気の回避方法が**

少ない上に、行動や思考に制限が多く、眠気解消の難易度は非常に高いと言えます。

逆に、自宅での自由な時間や、喫茶店やショッピングなどで発生するような、行動幅が広く自由に動ける状況は、眠気を解決しやすい環境と言えます。**受動的にならず能動的に動くことのできる場面においては、眠気の解決に有利**なのです。

簡単なシチュエーションから眠気の解消方法を試し、実際に一つひとつの眠気を取り除くことで、「眠気はコントロールできる」と実感することができます。

当然ながら眠気が発生したときにしか、眠気を観察できません。そのため、**眠気が発生するのを待つような感覚**になります。

このような精神状態になると、今までのように、眠気を〝敵〟のように見ることなく、冷静に眠気を観察することができるようになります。

まずは、眠気を悪いものだと思い込むのではなく、徐々に自分で眠気の手綱を握り、**「眠気は飼い慣らせる」という認識で、眠気を捉えるように**してみましょう。

眠気に悩まなくなれば、自ずと頭が冴えて、いつでも集中力を発揮できるようになります。

眠気を取る難易度は、最も簡単なものが、ショッピング・スポーツ・ゲームをしている場合やカフェで会話をしている場合。

次に、現場仕事をしている場合や休憩時間、ランチの後、電車・車の助手席に乗っている場合。

最も難しいのは、映画を観ている場合や会議中・授業中、新幹線・飛行機に載っている場合での眠気です。

第2章

人の思考はなぜニブくなるのか?

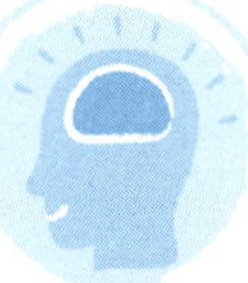

1 眠気があるときの脳と身体はどうなっているのか？

軽度の眠気が発生しているとき、脳の状態は〝ノンレム睡眠の状態〟に非常に似ています。考える力も脳波も弱くなります。

ノンレム睡眠の状態は、脳全体が休んでいるわけではありません。この場合、脳は休もうとするよりも活動しようとする働きが強いのです。

脳波が低下した、瞑想のような状態（ノンレム睡眠は瞑想状態に近い）になると、デフォルトモードネットワークが稼働します（デフォルトモードネットワークとは、内側前頭前野《ないそくぜんとうぜんや》、後帯状《こうたいじょう》皮質《ひしつ》、楔前部《けつぜんぶ》、頭頂小葉脳《とうちょうしょうようのう》などから構成させる脳の回路のこと）。

前帯状《ぜんたいじょう》皮質《ひしつ》を含む内側前頭前野が活性化するなど、**脳は眠っているときと同**

じ状態を維持しながらも、活動できる部位は覚醒時よりも活発に動くことがあるのです。

内側前頭前野とは、悩み事の解決や優先順位の選択など、多様な機能に関係しています。内側前頭前野の活性化は、「寝て起きたら悩みが晴れていた」という事態にも一役買っています。


軽度の眠気がある場合の身体は、少し力が入りづらくなります。

しかし、通常の活動において、支障をきたさない程度の筋弛緩です。この状態も非常にノンレム睡眠に酷似しています。

こういった状態になる理由は、野生動物を見てみるとわかるのではないでしょうか。

野生動物に眠気が発生した場合、ノンレム睡眠に似た状態をつくって、そこまで身体の活動状態を下げずに済ませることで、万が一危険が迫ったとき、すぐに身体を動かせるようにしているのです。

また、重度の眠気が発生しているとき、目の焦点を合わせづらくなり、寒気が出てきます。

これもレム睡眠時の身体や脳の状態と酷似しています。

このことから、**起きながらにして眠気を取り除こうと、レム睡眠と同じような状況を作り出している**と考えられるのです。

これらの眠気が発生しているときの脳波の研究は、ｆＭＲＩ（ＭＲＩを用いて脳の血流の変化を画像化する検査法）などの機器で調査されており、その対象者は、全く眠っていない徹夜状態の人たちで、睡眠不足による眠気のみの調査しか行われていません。

この調査の場合確かに、眠気が発生している人の脳波の状態を調べることは可能ですが、夜に発生する眠気なのか、食後に発生する眠気なのか、起き続けている結果、刺激の感度が鈍ってきている眠気なのかなど、刺激の感度が鈍ってきている眠気なのかなど、眠気を引き起こしている要因まではわかりません。

眠気の要因によって眠気の種類は大きく変化します。ですから、「この脳波になったから眠気が発生している」と、本当は一概に判断できないのです。脳波の動きから見ると、**全く眠気が出ていない状態であったとしても、人は眠くなる**ものです。

科学で眠気を解明しようとしても、実際には、どうしても状況を固定化する必要があります。人が日常生活で眠気に襲われているようなシチュエーションを擬似的に作り出して調査することは、現段階では到底不可能と言えます。

実は、**眠気の科学はエビデンスベースで存在しません。**それには、このような理由があるのです。

睡眠における研究の中でも「眠気」を対象とした調査ではサンプルデータにエビデンスの偏りが生じることはやむを得ないのかもしれません。

2「疲れで頭がぼんやりする」のウソ

運動不足になりがちな現代社会において、疲労で眠くなることは、理論上ほとんどありません。

「疲労ではないのなら、夜にグッタリするほどの眠気が襲ってくるのはなぜだろう?」と思われるかもしれません。

これは、**感覚神経や刺激に対する感度が低下していることにより発生する眠気が原因**です。

人は1日にたくさんの刺激を受けているため、夜になる頃には刺激に対する感覚が麻痺してしまいます。朝や昼と同じような感覚ではなくなってしまうのです。

あなたはいつも朝食に何を食べますか？

ご飯とお味噌汁を食べる人がいるかもしれませんし、トーストとスープの人もいるかもしれません。何も食べないという人もいるでしょう。ハムエッグなどにも〝モーニング〟のイメージを持つ人が多いかと思います。

しかし、夜に朝食で食べるような食事を摂ると、非常に物足りない気持ちになるのではないでしょうか？

朝は軽く食べて、夜は肉や魚、またアルコールといった〝しっかりとした食事〟を摂ることが多いように感じます。

これは、**多くの刺激を受けて感覚が麻痺してしまったため、刺激的なもの、食感が強いものを求めてしまう**のだと考えられています。

健康にいいかどうかで考えると、決していいとは言えません。

「朝と夜で感覚が全く違う」と実感できない人もいるかもしれません。

私の主宰するスクールの生徒さんにも多いのですが、これは、**既存の価値観や**

先入観で思考が強く固定されてしまっている人に多い状態です。

今この瞬間の自分の状態が、いつまでも続くように思ってしまいがちですが、身体の状態とは、刻一刻と変化しています。

色のグラデーションの端と端は全く違う色になっているように、あなた自身も朝から夜にかけて徐々に変化していますから、夜になった頃には全くの別人と言えるほどに変化しているときもあるのです。

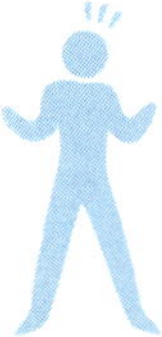

刺激を記憶しリフレッシュするための睡眠

夜や、何か活動した後に眠くなるのは、決して疲労のためではありません。

今日一日の出来事やたくさん受けた刺激を、脳が記憶しようとするためです。

起きて活動している間に受けた刺激を記憶するため、眠気を発生させて睡眠に誘導する。疲労による眠気ではなく、**刺激を記憶し、リフレッシュするための眠気**なのです。

さらにこの眠気の特徴は、少しだけ仮眠を取ろうとしても、うまく行かないことが多くなります。入眠後すぐに筋肉が緩んでしまうため、数分後に起きようとしても起きられず、気づけば2~3時間ほど経過してしまいます。

また、「泥のように眠る」と表現されるような状況となってしまうため、疲労が蓄積して眠くなるのだと認識されてしまうことに繋がります。

眠った後の感覚も、**筋肉が弛緩した睡眠は、睡眠物質の除去効率が高い**ことから、非常にスッキリし、「睡眠=疲労回復」のイメージを持ってしまうのです。

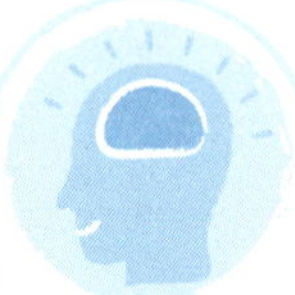

3 締め切りが近いときに限って眠くなるのはなぜ？

締め切りが差し迫っている仕事をしているとき、強い眠気に襲われることはありませんか？

締め切りが迫ったときに眠気が発生してしまう人は、その**締め切りが近づけば近づくほど、どんどん眠気が発生する頻度が高くなります。**

なぜこのような事態が起こるのでしょうか？

この理由は、仕事に対して受け身になっているためです。

「頭を働かせなければならない状況」は、「頭を働かせたくない状況」として、体は認識しています。**「やらなければならない」という心理の根底にあるのは、「やりたくない」という気持ち**です。

自分がやりたいことであれば、問題なく実行できます。そこに抵抗などはなく、「しなければならない」という感覚にはなりません。

どのようなことであったとしても、「しなければならない」とあなたが感じるものに対しては、「受け身」となってしまうのです。

「する」や「したい」といった心理にならないと、受動や逃避による眠気が発生します。

逆に、納期が差し迫っているときに眠気が飛ぶ人もいます。

これは、「パーキンソンの法則」といって、多くの場合、時間内にしっかりと仕事を終らせる傾向のある人です。

納期が迫ることで眠気が取れる場合は、**納期までの間の刺激が少ない**と考えられます。

仕事の刺激が少ないときは、他の誘惑や刺激に負けてしまうのです。ＳＮＳを見たり、むやみにメールを何度も確認したりといった行動です。

納期が近づくたびに、他の優先順位を下げて納期にフォーカスを当てられるようになり、集中力が上がった感覚となります。


納期は、認識していないときには影響はありませんが、一度認識しはじめると、徐々に迫ってくる・追い立てられる感覚に襲われます。

もし期限を守れなかったり、先延ばしたりするようなことが増えると、いつも納期や期限に〝追われる人生〟となってしまい、たちまちストレスを感じるようになります。


ストレスがかかりすぎると、眠気が起こります。

しかし、仕事がありますから眠くても眠ることができません。寝ることができないため集中力が下がり、更に仕事が滞ってしまう……。こうして悪循環が発生し、大きなストレスが発生します。

アルコールに逃げることも増え、大きくなりすぎたストレスは、不眠症の併発に繋がる場合もあります。

このように追われる人生の結果、ストレスから発生する眠気は、人生の幸福度の大きな弊害となるのです。

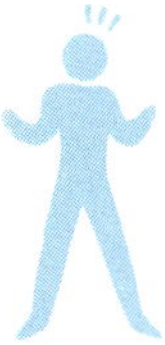

自分との約束を守ることが解決策

納期前後のタイミングで眠気の発生を繰り返してしまうと、癖になってしまいます。

「納期が近いこと＝眠るタイミング」だと身体が認識し、逃避癖がついてしまうのです。

最も平和的な解決方法は、納期からの逆算で行動するのではなく、先手先手で行動し、納期に追われない生活を送ることです。

しかし、現代社会はかなりのスピード感でものごとが進んでいます。ですから、納期に追われない生活は、非常に難しいのも事実です。

受け身にならないためにも、納期の少し前に仕事を終らせるようにし、自分との約束を守り続けることが一つの解決策となります。

他人に決められたものを守るという受動に対して、自分で決めたものを守ることで、能動性を発揮できるのです。

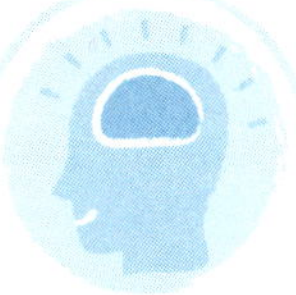

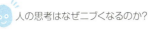

4 「眠気があるのは睡眠不足だから」のウソ

先にも述べましたが、「眠気がなぜ発生するのか」については、エビデンス（根拠）がほとんどありません。

ＡＴＰをご存知でしょうか。

私たちの身体を動かすエネルギー源は、アデノシン三リン酸（ＡＴＰ）が、リン酸と離れるときに大量に発生する物質です（ＡＴＰ産生）。このＡＴＰ産生時に発生する残りカス（最終代謝物）が、脳内に溜まり眠気が発生することが、ウィリアム＝Ｃ＝デメント博士によって突き止められました。この残りカスが、アデノシンというものです。

ただ、眠気の発生要因は一つだけではなく、アデノシンはあくまで「眠気」が起きる原因の一つでしかありません。

眠気が発生する現象は、科学では収まりきれない広義的なものであり、冒頭でもお伝えしたとおり二十数個ほどの発生要因に伴って誘発されます。
もし科学的な論拠だけしか信じられない人は、普段自身が眠気に対して感じている感覚も信じられなくなってしまいます。

たとえば、ブルーライトや非常に明るい光を目に受けると、睡眠の質が悪くなるという話がありますが、強い光で発生するものはメラトニンであり、メラトニンの役割は、体内時計の修正です。これは、睡眠の質に直接的に関係するものではありませんが悪影響を及ぼす可能性も示唆されています。

また、メラトニンが発生するためには、２５００ルクスという非常に強い光が必要です。光の強さは、コンビニの照明で１０００ルクス、部屋の照明で５００

ルクスほど。スマートフォンにいたっては、最高でも３００ルクスに満たないのです。

しかもこの数字は、画面や照明など、光源自体の数値ですので、光源から離れれば離れるほど数値は低くなります。30センチも離れれば、目に届く光の強さは30ルクス以下になるのです。

実際、スマートフォンを触っている途中で眠ってしまったり、テレビをつけっ放しで眠ってしまったりすることからも、ブルーライトや強い光がメラトニンを発生させ、睡眠に悪影響を与えるとは考えづらいのです。

映画館やレイトショーでは、非常に強い眠気が誘発されます。

この眠気は、テレビやスマートフォンを見ている状態で発生する眠気と同じタイプのものです。**暗い空間で光を見ることが安心感に繋がり、眠気が誘発**されて、気づけば眠ってしまっているのです。

また、眠気を除去するホルモン、オレキシンの減少が、眠気の発生の理由になっている場合もあります。

オレキシンは、眠気を除去する性質があり、空腹のときに最も発生します。ですから、お腹を満たすたびに、**オレキシンの分泌量が下がるため、満腹になると極度の眠気が発生する**ことに繋がるのです。

加えて、**四肢の血液が胃や腸に巡ることも眠気の発生理由**となります。

このように、睡眠不足だけでなく、さまざまな要因で眠気が発生するため、それぞれの眠気に合った対応が必要となります。

5 眠気によって私たちが「失うもの」とは?

「眠気」は、社会生活を送る上で致命的なエラーになりかねません。
しかし、多くの人が眠気に対する対処方法をほとんど持っていません。
この実情は、まさに裸で極寒の地に立っていることと同じではないでしょうか。

眠気に悩まされている時間は、**刺激に対しても鈍感になり、感動も少なくなります。**恋人と一緒に何かをしていても、目の前のことにフォーカスを当てられないことから、どこか**上の空という状態**が続いてしまいます。

眠気が発生しているときは**頭も回らず、会話の返事もそっけない**ものとなってしまいます。これでは周囲の人から何も考えていない人だと思われたり、人間関係の構築に大きな悪影響を及ぼしたりしてしまいます。

眠気が発生すると、目の前の活動への**集中力は下がります。**するとと面白いように「睡眠を取る」という行動の自己正当化がはじまります。たとえば自分の成長のために決めていた勉強の時間や、ダイエットのための運動の時間なども全て破棄して、何としても眠りを取ろうとするのです。

しかし、眠気は、睡眠以外の行動を取るときの大きな壁となりますが、一旦行動を起こせば、何事もなかったかのように、消えてなくなるものです。決して**睡眠の必要性があるから発生するものではありません。**「なんとなく口さみしいから甘いものを食べたい」という欲求に似ています。

アメリカの推計によれば、ドライバーの31％が一生に一度は運転中に居眠りをするそうです。アメリカの高速道路で起こった事故のうち約10万件が居眠りと関係があると言われています。眠気が発生していることで、重大な事故や信用問題となることも少なくありません。

日本大学医学部精神神経医学教授の内山真《まこと》医師は、眠気による経済損失は３兆４６９４億円と述べています。目を見開いてしまうほどの数字ですね。

眠気が起きている間、仕事の手は止まっていることになりますので、ビジネスパーソンの多くが日中の眠気で悩んでいるとしたなら、決して大げさな損害額ではないと考えられます。

また、この統計には感情的なものは入っていないため、経済損失だけでなく、人間関係の損失なども考えると、眠気がどれだけ自分の人生の足を引っ張っているかは容易に想像できるかと思います。

このように望まないときに発生する眠気は、社会性や自分の未来、周りの信用などを激減させ、誰も望んでいない事態を引き寄せることに繋がります。

そもそも眠気解消が睡眠を取ること以外でも可能なのであれば、多くの人が睡眠時間を減らし、集中して活動できる時間を増やす選択を取るのではないでしょうか。

第3章

3秒で頭が冴える！
シーン別コントロール法

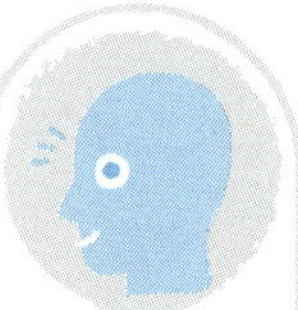

①食後に眠くなったとき

最も簡単な対処法は、カフェインの摂取です。

食後にコーヒーや紅茶、緑茶を飲む習慣は、昔から受け継がれている文化です。知識もない古代の人達は自分たちの体感でもって、食後の眠気に効果的な方法を割り出したと考えられます。

食後の主な眠気の発生要因は、オレキシンという覚醒補助ホルモンの減衰《げんすい》（少しずつの減少）と、アデノシンという睡眠物質が脳脊髄液に蓄積すること、四肢の血流低下と体温の上昇です。アデノシンが蓄積することで機能しはじめたＧＡＢＡが、集中力に必要なホルモンの邪魔をしてしまいます。

カフェインは、ＧＡＢＡが集中力を低下させ眠気を発生させるのを、ブロックする効果があるため、結果として眠気を抑えることができるのです。

予防という意味では、**お昼ごはんを食べる30分ほど前に、玉露や紅茶、コーヒーなどカフェインを含有している飲料を摂取する**ことで、食事から発生するアデノシンの吸着を阻害することが可能となります。これは、カフェインの効果が15～30分ほど経過したときに発生するためです。

食後にカフェインを摂取した場合は、カフェイン摂取直後に仮眠をとることで、寝起きの爽快感が向上します。

別の理由となりますが、食後の眠気が発生するためには、食後に〝生物的に眠っていてもいい環境〟にいる必要があります。

〝生物的に〟とは、温かい空間で、全く動かずとも捕食される心配がほとんどない状態です。

この場合の〝生物的に〟と対義語になるのは、〝社会的に〟という言葉です。重要な会議は社会的に非常に大切な時間ですが、生物的には危険がありません。そのため、強い眠気が発生したり、頭がボーッとしたりしやすいと言えます。

逆に外に出て、日光を浴びながらのウォーキングなど簡単な運動をすると、胃に集中しがちな血液を全身に巡らせることができ、眠気の発生を抑制できます。

また、運動によって代謝が向上することで睡眠物質の分解も期待できるのです。

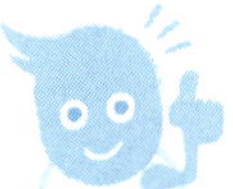

食後の3秒スイッチストレッチ

①手のひらの中央に、もう片方の手の親指を当て、1、2、3と圧をかけます

食後のぼんやり頭をスッキリさせる、ごく簡単なストレッチです（同じストレッチを足の裏に行っても効果があります）。これによって血流が促進されます。

親指で手のひらに圧をかけつつ、さらに残りの指で、手の甲から中手骨《ちゅうしゅこつ》（手の甲の骨）を揉むことで、さらに短期間で血流を促進し、眠気を取ることができます。

食後の３秒スイッチストレッチ

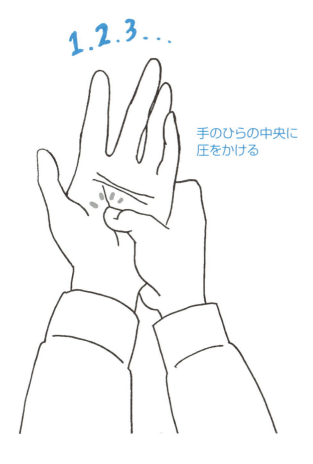

本来食事の後は、四肢の末端には血液が流れにくくなり、手足が温かくなりま す。その後、眠気が発生して、集中力が低下するのですが、食後にマッサージを行うだけで、四肢の末端に血流を流すことができ、頭が覚醒します。

ここで注意したいのは、このストレッチをあまりにたくさんやりすぎると、本来消化器系に流れるはずだった血液を四肢に流してしまうため、消化が若干滞る可能性が出るということです。食事の内容や量と相談しつつ、両手を3回程度マッサージすることが最適です。

カフェインの取り過ぎも同じですが、**頭の覚醒と健康はバランスを取ることが非常に大切**です。

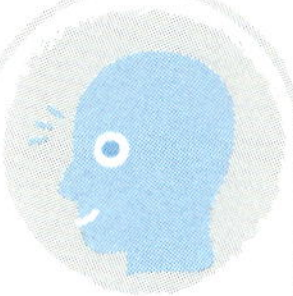

②会議や打合せの最中に眠くなったとき

基本的に眠気が出た場合、対処法では手が限られてしまいます。

会議での眠気を抑えるためには、まずは会議に能動的な要素を入れることが重要です。会議室のセッティングや率先したお茶くみ、議事録を取るなど、退屈にならない工夫をすることが大切です。

会議で発生する眠気は退屈と受動的な眠気の要素が強く、会議に価値を感じていない、自分が会議に参加する意味がわからないときなどに発生します。これは、先生や親から掃除を頼まれたときなども一緒で、何かをやらされるとき、人はネガティブな感情と、刺激自体を感じられなくなります。

有名な実験で、ネズミの髭に物を当てたときの脳波と、ネズミが自分からものに髭を当てたときの脳波では、後者のほうが10倍も強く出るというデータがあります。

自分も重要な発表をしなければいけない会議であれば、眠気は発生しません。

これは、適度な刺激があるためです。

眠気に対する自己正当化は非常に強く、このように相対的な立場から自分を観察するような目線を持つことも、対処には効果的です。

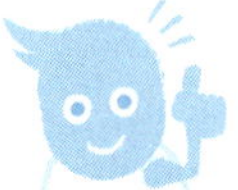

会議中の3秒スイッチストレッチ

①ゆっくりと限界まで息を吐きます（身体中の空気を全て出す）
②1秒息を止めます
③背筋を伸ばしながら、1、2、3と深く息を吸い込みます（頭のてっぺんから足の先まで身体を風船のように膨らますイメージで吸う）

会議中の３秒スイッチストレッチ

❶ 限界まで息を吐く

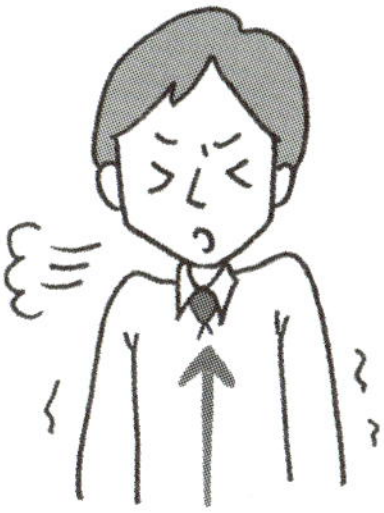

❷ 1秒息を止める

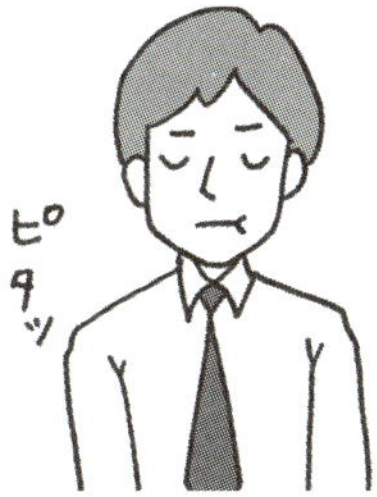

❸ 背筋を伸ばしながら
深く息を吸い込む

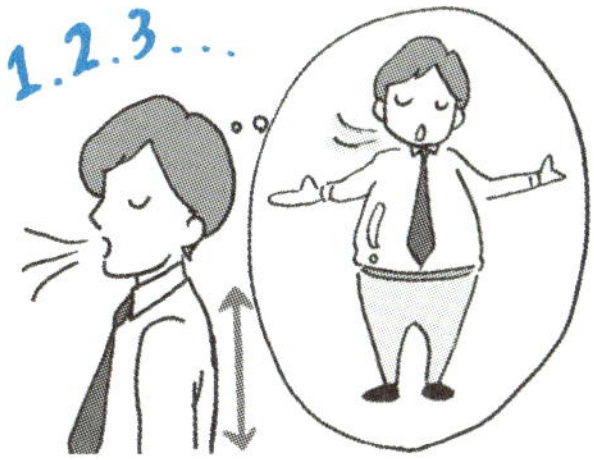

3秒で深く息を吸い込むために、少し早めに息を吸うことが重要です。眠くなるときには、呼吸だけではなく、全ての動作がゆっくりになりがちなので、意識してスピード感のある行動をすることが、眠気解消に大きな効果を発揮します。

眠気の発生前には、呼吸が浅くなることが多いため、会議に入ったときに深呼吸をすることが眠気の抑制につながります。このとき、吸い込むことに一生懸命になりがちですが、実際に大切なのは〝吐くこと〟です。

ダイビングなども同じですが、息を吐くことがうまくなることで、吸うこともうまくできるようになります。

大きな動きのない状態で、かつ自身の取り組みも少ない状況の会議では、呼吸や姿勢だけで大きく結果が変わります。

より会議に集中するためにも、自分の体にごく簡単な「変化」をつくることが大切です。

③車の運転中に眠くなったとき

車の運転には、退屈・単調・受動・寒→暖（寒い空間が暖かくなる）・目に強い光を感じる・ストレス・身体に圧力がかかるなどの数多くの眠気の原因があります。

人によって、車の運転中に眠気が出る人と出ない人がいます。その最も大きな違いは**「運転そのものを楽しめているかどうか」**の差です。

運転が、ただの「目的地までの移動手段」の場合、早い段階で眠気が出てしまう場合も多いのです。

楽しんで運転している人は、「同乗者や周囲の車に不快な思いをさせないスムーズな運転」「道路を覚える」「流れる景色を楽しむ」など、ただ運転するだけの人とは刺激が全く違うものになります。
刺激の量は眠気の発生に大きく関与するため、さまざまなことに気を配りながらの運転と、ただの移動手段としてあまり注意を払わない運転とでは、大きな差が生まれます。

また、簡単な眠気予防として、足元の温風は切っておくことです。

こたつやホットカーペットのように、温風で足を温めてしまうと、すぐに眠くなってしまいます。車だけに限った話ではありませんが、手足の先端を温めると眠気が発生します。

本来、生物は体温を下げるために、手足を暖かくして放熱します。この**放熱がはじまると、副交感神経が優位になり、一気に眠気が発生します。**外部から手足を温めることでも、同じように副交感神経が優位になるのです。

車の運転中に眠気を飛ばすことは、より安全運転ができるだけでなく、発想力を引き上げることができます。

人の視野と思考力は密接につながっていると言われており、よく経営者は運転の最中にビジネスのアイデアがひらめいたり、悩み解決の糸口を見つけたりするのです。運転中によりアイデアがひらめく理由は、目線が強制的に遠くになり、さまざまな景色が入れ替わるためです。車の運転は、クリエイティブな発想に適している時間と言えるのです。

眠くならなければ、車の中は、能力を上げることやコミュニケーションの手段として、非常に適した空間に生まれ変わります。

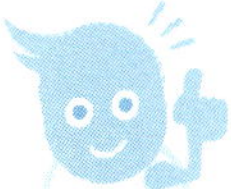

運転中の3秒スイッチストレッチ

①背もたれから背中を離して、坐骨を立てて座ります

②姿勢を正して顎を引き、1、2、3と首の後ろと腹筋を同時に伸ばします

通常時の車の運転とは全く異なる姿勢を取ることで、同じ姿勢によってうっ血していた血液や疲労物質を流すことができます。

〝坐骨を立てて座る〟とは、膝がつま先より前に出ないスクワットをしているような形で、お尻を少し後ろに突き出したまま座るイメージです。

ストレッチの後は、背もたれに寄りかかって3秒ほどリラックスし、再度3秒かけてスイッチストレッチを繰り返します。

周りから見ると、あまり動きがないように見えますが、身体にかかる圧力などが変わり、腹筋のエクササイズや猫背の矯正にも繋がります。

運転中の３秒スイッチストレッチ

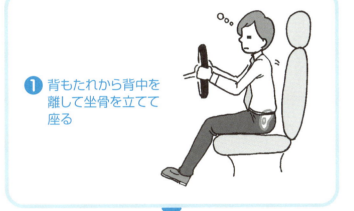

❶ 背もたれから背中を離して坐骨を立てて座る

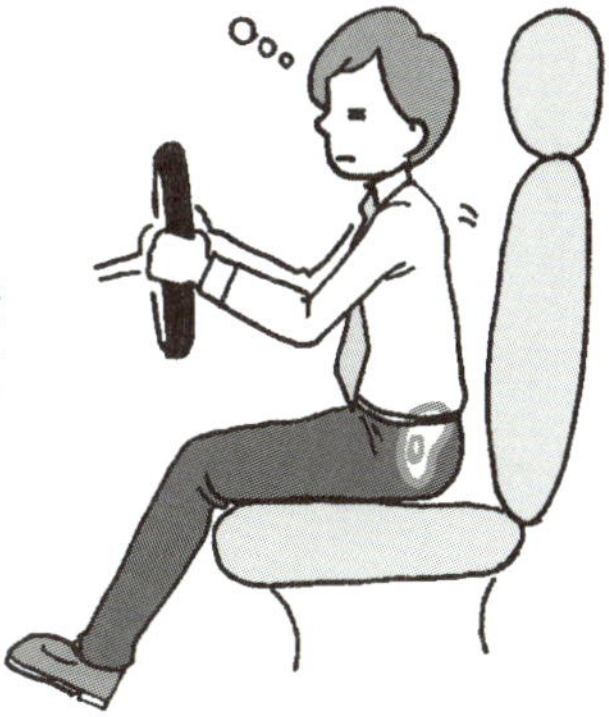

▼

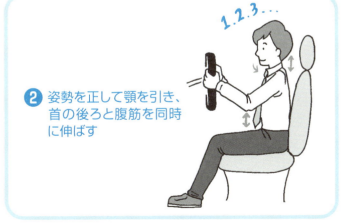

❷ 姿勢を正して顎を引き、首の後ろと腹筋を同時に伸ばす

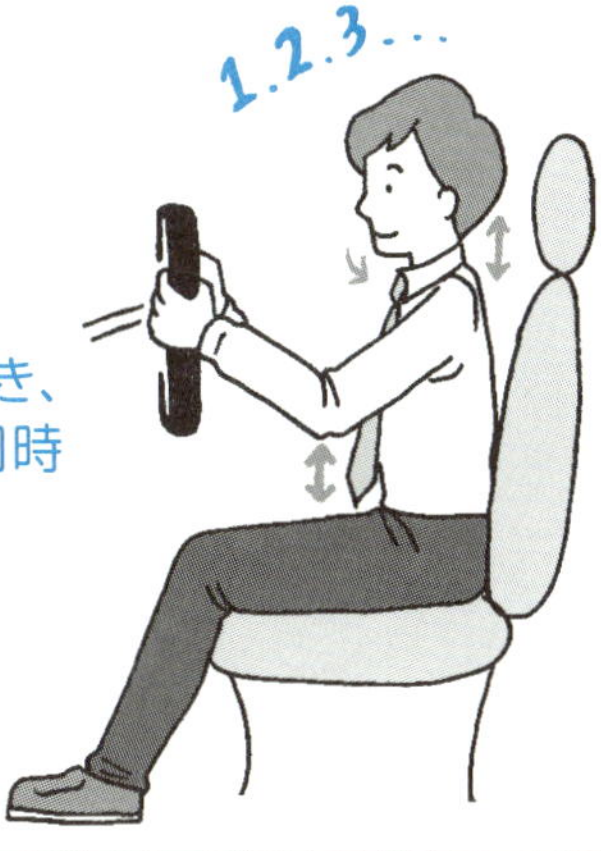

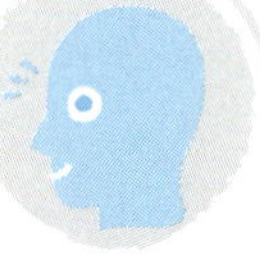

④デスクワーク中に眠くなったとき

デスクワーク時の眠気は、仕事に取り組む姿勢の癖で大きく変わります。ストップウォッチで仕事の速度を測定しつつ記録を付けることで、ダラダラとした業務を防ぎ、眠気を抑制することができます。基本的に、**速度を出す活動は眠気が発生しづらくなり、ゆっくり活動することで眠気が発生します。**

これを踏まえて実際に行動してみると、驚くほど自分自身が行動していないことにも気付きます。

身体を動かせないデスクワークは、どれだけ限られた動きの中で、工夫や楽しみを取り入れられるかが重要です。単純に眠気を飛ばしたいというよりも、仕事の生産性を向上させ、そもそも眠気が発生しないように、自分を整えることが重要です。

納期などが差し迫っている場合は、「やらなくてはいけない」感覚になっていると考えられます。

このときに発生する眠気は、受動の眠気、ストレスで呼吸が浅いことによる酸素不足による眠気、感情の動きによる眠気など、比較的強めの眠気がいくつも発生します。

単調作業やあまり脳を使わなくてもできる作業は、分かりやすい〝単調なリズム〟や〝退屈〟の眠気です。

こういった眠気に悩む方も多いと思いますが、全ての眠気を通して普段からテキパキと行動し、仕事に追われない状態をつくることで眠気を予防できます。

それだけでなく、周囲の評価も向上します。

逆に、他人が眠くなりやすい状況で、自分は眠気を飛ばし、頭が冴えた状態で活動することができれば、ライバルと大きく差をつけることができます。しかもその人たちは、眠気に耐えることにフォーカスしてしまい、その時間を〝苦しい時間〟として過ごしています。眠気が取れた自分は１００％のポテンシャルを目の前の行動に注ぐことができます。

眠気を出さない自分だから仕事に打ち込める。仕事に打ち込んでいる自分だからこそ、能力が向上する。能力が向上しているからこそ、次に大きなチャンスを得られるといった、非常にポジティブなスパイラルが起こります。

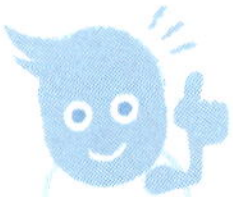

デスクワーク中の3秒スイッチストレッチ

①椅子の肘掛けに手を当ててお尻を浮かせます（肩甲骨を寄せると猫背予防にも繋がり、姿勢もキレイになります）。肘掛けがない場合、座面に手を当ててお尻を浮かせます（少しだけでも浮けばＯＫ）

デスクワーク中の3秒スイッチストレッチ

❶ 椅子の肘掛けに手を当てて、お尻を浮かせ肩甲骨を寄せる

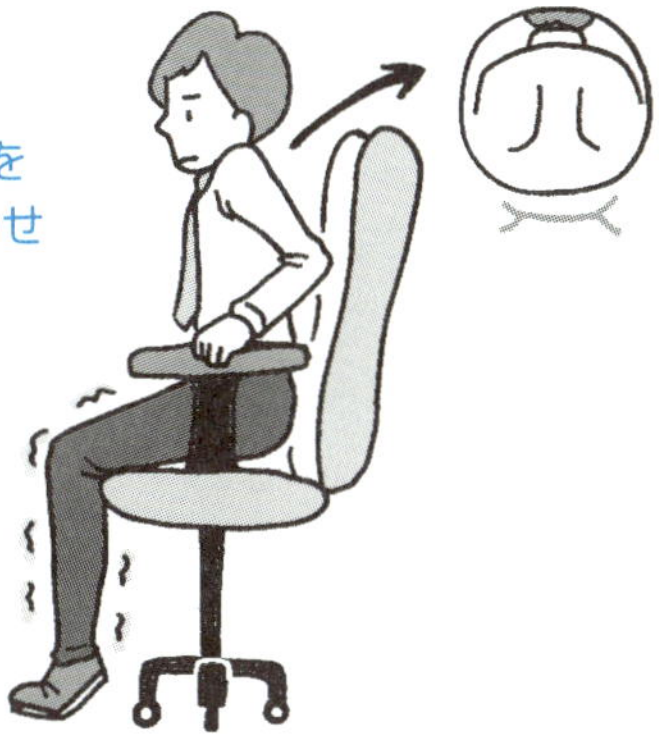

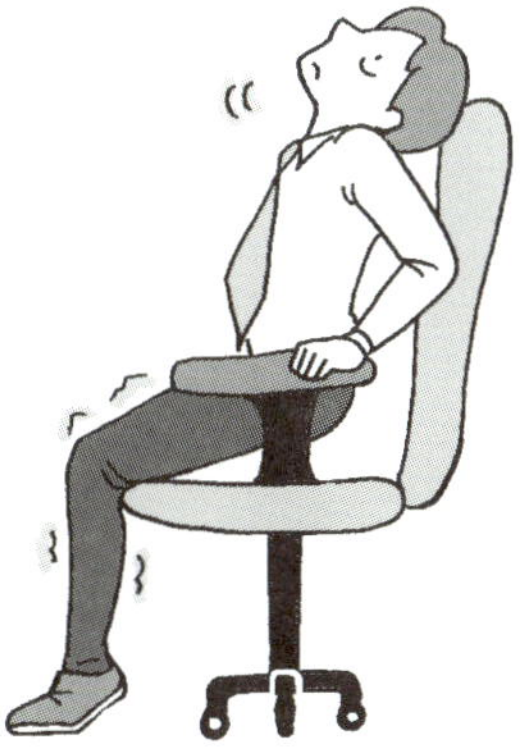

❷ お尻を浮かせた状態で顎を持ち上げる

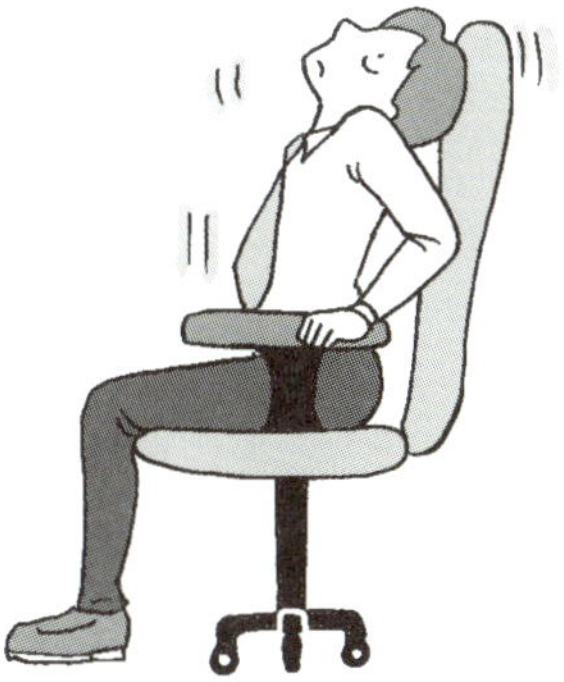

❸ 視線や顎の位置を変えずにお尻をゆっくりおろす

②お尻を浮かせた状態で、顎を天井に当てるようなイメージで持ち上げ（目線はなるべく背中側の壁を見るように）、そのままの状態を1、2、3とキープします

③目線や顎の位置を変えずにお尻をつけて座り、ゆっくりと姿勢を戻します

これで、驚くほど頭がスッキリし、思考がクリアになった感覚を得られます。

また、このスイッチストレッチの素晴らしいところは、ストレッチ後の姿勢も崩れにくいことです。

身体が理想的な姿勢でセットされるので、姿勢が崩れにくく、疲れにくい状態で座り続けることができるのです。

長時間デスクワークをする人は、**30分に一度**でも、このスイッチストレッチをすることで、終日デスクワークだった日の終わりに感じる疲労感も激減します。

疲れてからストレッチをするのではなく、**疲れる前にストレッチを入れることが**

長時間同じ行動をするときのポイントでもあります。

また、普段の姿勢も良くなり、この座り方をキープするだけで、お腹周りのシェイプアップ効果も期待できます。お腹周りが気になる人は、ぜひ実践してみてください。

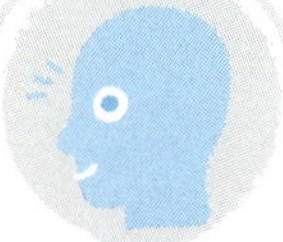

⑤運動の後に眠くなったとき

日頃デスクワークなどが多く、身体を動かさない人ほど、運動後の眠気は多く発生します。

この眠気は非常に強く、あらがいづらいと思われがちですが、実際には5分ほどのごく短時間の仮眠で除去することが可能です。

ここで最も重要なポイントは、**「運動の後に眠くなる原因は〝疲労〟ではなく、その運動によって得た筋肉の動きや動かし方、反射を記憶するため」**だということです。

これが重要な理由は、疲労で眠いという思い込みによって、建設的な対処方法を探すという行動が取れないからです。

運動能力の向上にかんする記憶は、生命の生存に直結するため、勉強などで学んだ知識よりも、体が本能的に記憶に残そうとします。そのため、激しい運動の後には、脳が運動を優先的に記憶にとどめようとし、睡眠状態に誘導されるのです。

このとき、脳波が非常に多く出ることもあり、筋肉は普段の睡眠よりも弛緩してしまいます。これが俗に言う、「泥のように眠る」という現象です。

筋肉が弛緩すると、「起き上がる」行為が非常に難しくなります。

そのため、**ごく短時間の睡眠のみにして、筋肉が弛緩する前に目を覚ます**必要があるのです。

通常の仮眠は、ノンレム睡眠に移行する直前に目を覚ますよう15分の仮眠を推奨しています。しかし、**運動後の仮眠は5分**にします。筋肉が弛緩しきる前に目を覚ますのです。

5分の仮眠にチャレンジし、5分以内に入眠できる感覚をつかめるようになってから、「徐々に仮眠の時間を増やしていくこと」が重要です。

運動後の眠気はある意味、筋肉を最適化するためにも非常に重要な要素です。よって、運動後の眠気を予防するよりも、どれだけの短期間の仮眠で、運動後の眠気を除去できるかにフォーカスすることで、その後の活動の集中力や、筋肉の回復に大きな効果を発揮します。

私が主宰する短眠のスクールで眠気の解決法を習った人の中には、ベストボディジャパンに出場した人が3人います。必ずしも眠ることが、回復につながるわけではなく、起きて筋肉のケアや意識的な脱力ができるようになったほうが、超回復を狙えます。


睡眠中は、起きている間よりも体内の酸素は不足し、寝ている姿勢を保つこともままなりません。

また、血流は低下し、体温も落ちることから、身体の回復において睡眠は非常に不利とも考えられます。ごく短時間の仮眠で運動後の眠気を除去できるようになれば、身体のバルクアップと、勉強との両立が可能です。

文武両道や運動部と受験勉強の両立を目指すのであれば、運動後の眠気解消は必須項目と言えます。

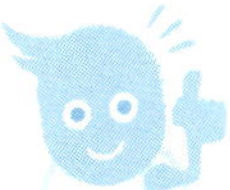

運動後の3秒スイッチストレッチ

①両足をまっすぐ前方に伸ばし、なるべく膝を曲げない状態で両足のつま先を手で持ちます（膝が伸びていれば太ももの裏も伸び、効果は倍増します）

②息を吐きながら1、2、3と膝の方にゆっくりとつま先を倒します（ふくらはぎの裏側の伸びを意識します）

③ゆっくりと息を吸いながら、つま先を元の位置に戻します

このスイッチストレッチは、身体全体の筋肉トレーニングをしたと仮定した場

合のストレッチになります。もし一部分のみしか使わない運動の後であれば、その部位を伸ばすことが大切です。

ただし、ランニングなど足しか使っていないように思うような運動でも、実際には全身を使っている場合も少なくありません。不安なときは、このスイッチストレッチを行ってください。

運動後に行うストレッチは、**運動中に普段よりも激しく流れた血液を徐々に元の状態へ戻すことを目的としています。**筋肉に乳酸や血液を留まらせないことが大切です。

足には、全身の筋肉の40％が存在していると言われています。足を鍛えストレッチすることは、全身へのアプローチに繋がります。力を入れずに、ゆっくりと気持ちを落ち着かせながら5回ほど繰り返しましょう。

運動後の３秒スイッチストレッチ

❶ 両足をまっすぐ前方に伸ばし、つま先を手で持つ

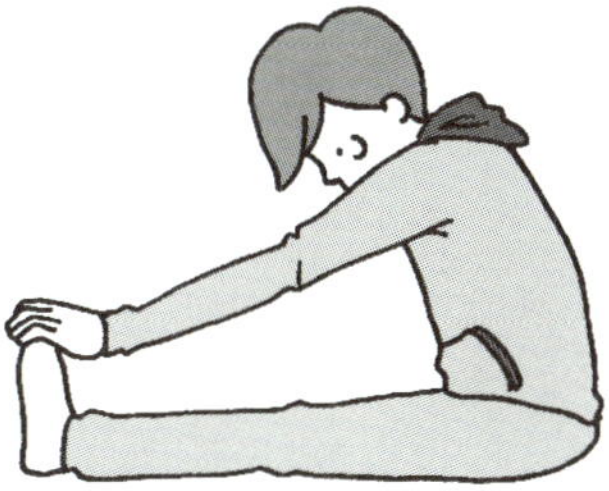

❷ 息を吐きながら膝の方にゆっくりとつま先を倒す

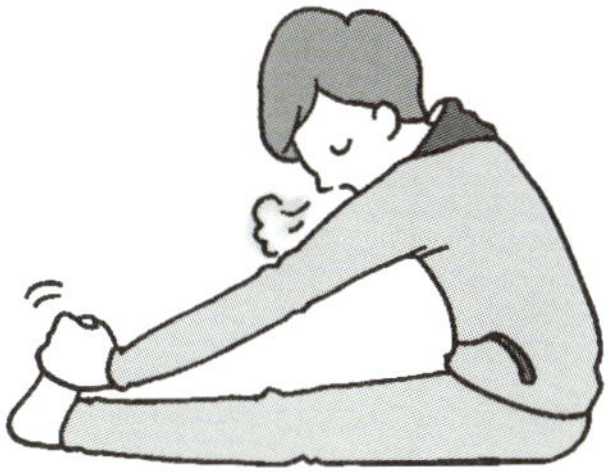

❸ 息を吸いながらつま先を元の位置に戻す

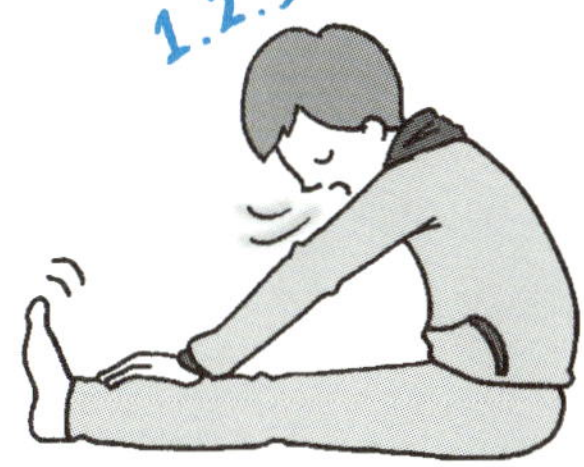

時間に余裕がある場合は、スイッチストレッチの後に、正座をして1分ほど瞑想をすることで、クールダウンでき、大腿四頭筋（太ももの前側）を伸ばすことができます。非常に簡単な動作で、運動後のうっ血や乳酸の滞りを軽減できるので、非常にオススメのエクササイズです。

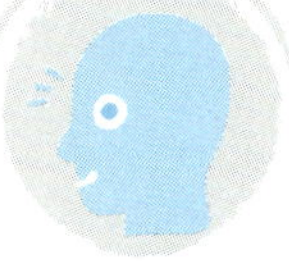

⑥移動時間に眠くなったとき

自動車を自分で運転するとき以外の移動時間（バスや電車、飛行機、車の助手席や後部座席など）は、多くの人にとって耐え難いほど眠くなるものです。これらの移動時間に眠気を予防、消去することで、時間を有効活用でき、周囲と差をつけることができます。

２０１５年国民生活時間調査によると、日本人の通勤時間の平均は、１時間19分です。週に5日通勤すると考えても、１年で３００時間もの時間を通勤に使っていることになります。歩いている時間も含めて、この移動時間をいかに効率的に活用するかが、非常に大切な要素と言えます。

車の助手席で眠気が発生したときには、ナビの入力や、到着してからの行動を考えることで、受動的な眠気を予防できます。

特に到着後の予定を計画しておくことは、一日の時間を効率的に活用するためにも非常に有用であり、眠気対策にも効果的です。

心地よい振動や室温など、快適な車内空間が眠気を加速させます。

一見、読書に最適な環境のように感じられますが、車内の乾燥や静電気から起こる眼精疲労によって、すぐに眠気が発生してしまうのです。

最もオススメの予防方法は、**会話やコミュニケーション**です。

車であれば、インターネットでさまざまな話題を検索して、運転手と楽しく会話をすることが有効です。友人や同僚と新幹線などで移動する際にも、同じ手段が使えます。

注意してほしいのは、「会話をしなければならない」と思い過ぎると、受動の眠気が発生することです。

甘いものや食事の摂りすぎも、血流が胃や腸に集まります。そして座っている姿勢の都合上、四肢の血流も低下します。

結果として耐え難い眠気が発生しますので、車内での食事は程々にしておきましょう。

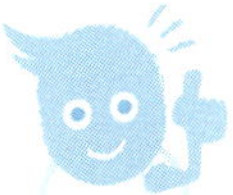

移動中の3秒スイッチストレッチ

①靴を脱いで背筋を伸ばし、体操座りのように両足を座席に乗せます

②かかととお尻を座席につけたまま、つま先を手で掴み、1、2、3と膝を鎖骨の方に引き上げます（猫背にならないよう膝の位置を鎖骨側に持ってくる）

このスイッチストレッチは、多少人の目が気になるかもしれません。

しかし、エコノミー症候群の予防にも繋がり、三度、四度繰り返すことで足の血流が良くなり、思考がクリアになります。

その後の読書や作業の効率がアップするので、30分~1時間ごとにスイッチストレッチを行い、集中力の持続に努めましょう。

移動中の3秒スイッチストレッチ

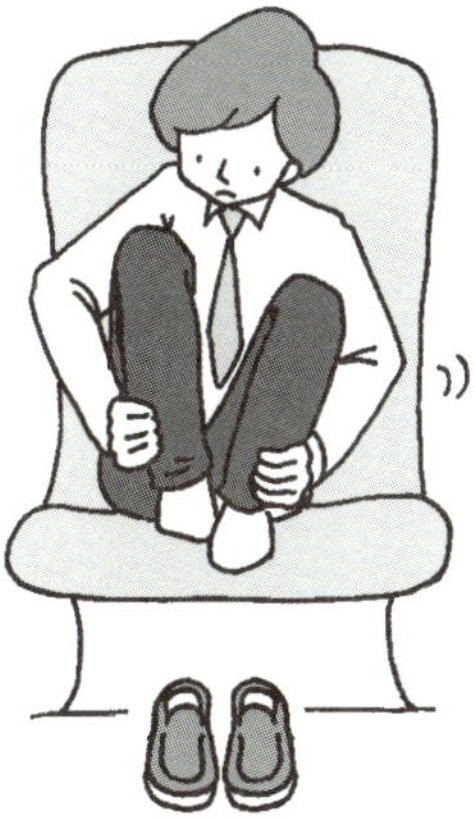

❶ 背筋を伸ばし両足を座席に乗せる

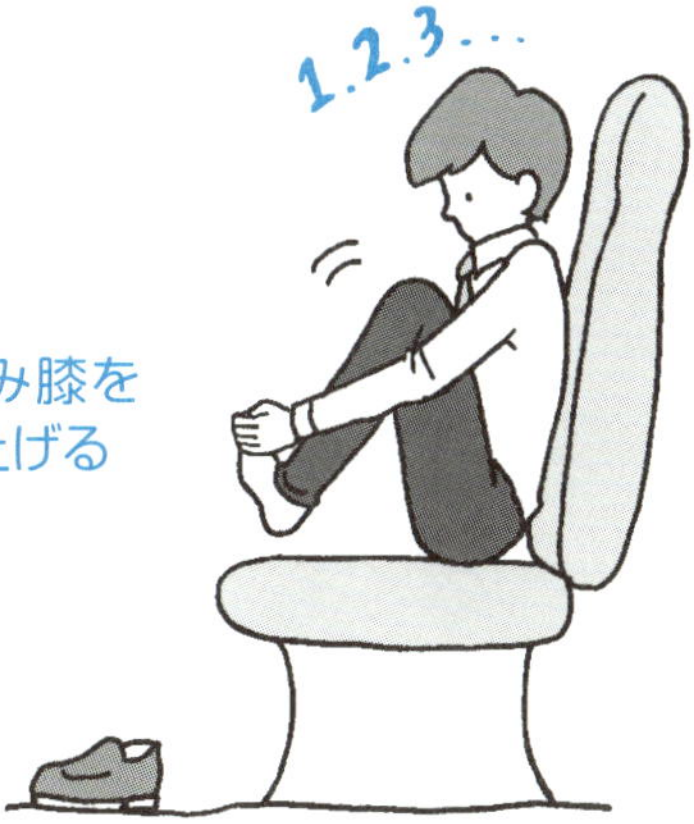

❷ つま先を手で掴み膝を鎖骨の方に引き上げる

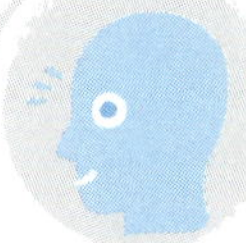

⑦ホルモンの影響で眠くなったとき

ホルモンの影響を受けて眠くなる人の多くは、運動不足や筋肉量が減っているので、このようなときは運動を増やすことが最もオススメです。

ホルモンバランスの乱れというと、女性だけの話だと思う人も多いものですが、男性にも起こることが近年知られるようになりました。

男性ホルモンのピークは20代と言われており、その後徐々に減少します。女性の場合は、20～30代でピークとなり、50代くらいから急激に減少します。

一方で、男女ともに、ストレスがかかるとホルモンの分泌量が減ってしまうため、**ストレスの多い環境や仕事の重圧などがあれば、ホルモンバランスが乱れている可能性も高い**のです。

ホルモンバランスが乱れると、(多くの症状がありますが)男性の場合、不眠や疲労感、筋力減退、集中力の欠如などが挙げられます。女性の場合は、一ヶ月のホルモンバランスの変化により眠気が発生します。

そして、筋肉量が少ないほどホルモンバランスの影響を受けやすくなります。

そこで、**ホルモンの状態を整えるのに有効なのが運動**です。

身体面、精神面と、さまざまな乱れの要因が考えられますが、どちらの場合も全身の筋肉量を向上させることが大切です。

運動によるストレスの解消からホルモンバランスを整えることにも繋がりますし、運動の結果として得られる筋肉量のアップで、ホルモンバランスを整えることができます。

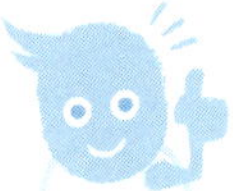

ホルモンの影響時の3秒スイッチストレッチ

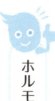

①椅子に座ったままかかとを床につけ、つま先を浮かせます
②かかとを床につけたまま、両足のつま先を時計回りに1、2、3と回します
③②と同じように、両足のつま先を反時計回りに1、2、3と回します

ふくらはぎ全体の筋肉をまんべんなく動かすことにより、全身の血流が促進されます。

特に運動不足の人の場合、一部の血流がうっ血することでホルモンバランスが崩れることもあるため、シンプルな動きでも大きな効果が期待できます。

また、普段から二度寝しないようにし、目覚ましのスヌーズ機能の使用を控えることで、起床するためのホルモン（コルチコトロピン）が出るようになるため、

ホルモンの影響時の３秒スイッチストレッチ

❶ かかとを地面につけて
つま先を浮かせる

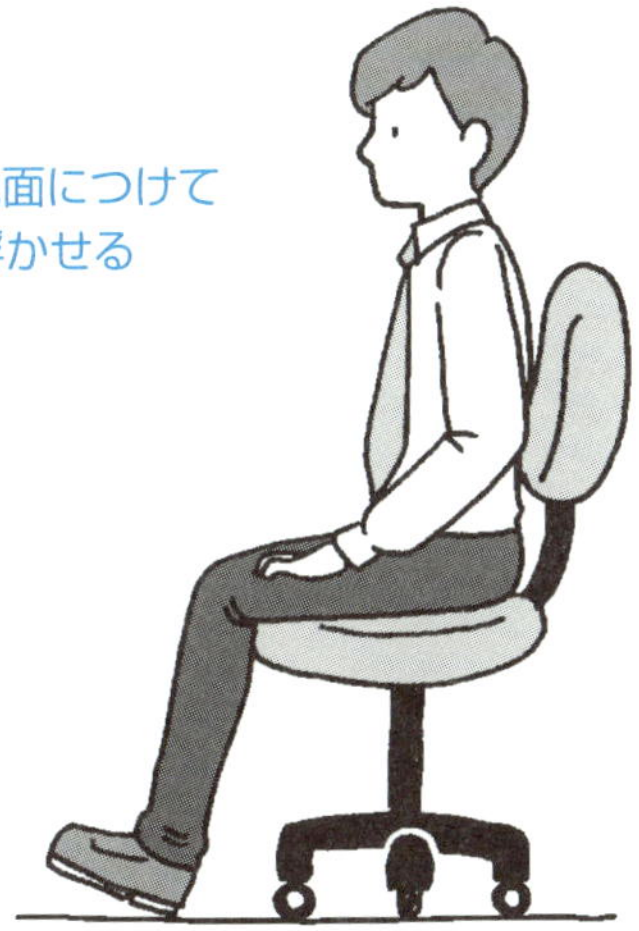

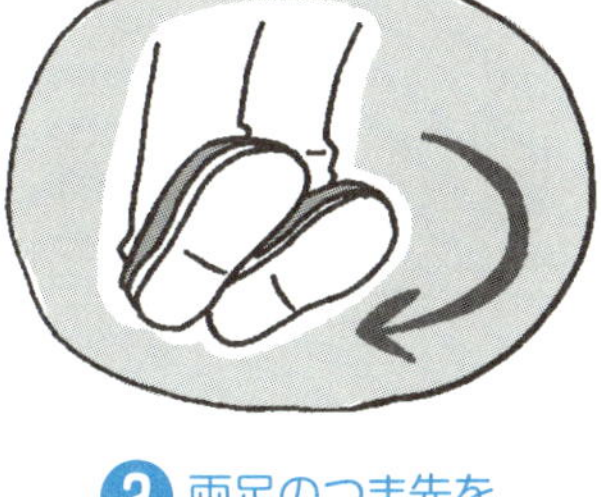

❷ 両足のつま先を
時計回りに回す

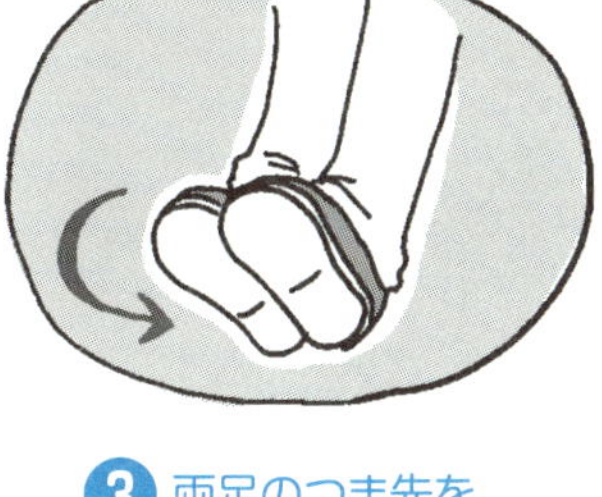

❸ 両足のつま先を
反時計回りに回す

朝から発生するホルモンの秩序を整えることができ、結果としてホルモンバランスの崩れを抑制することができます。

また、お菓子などの**甘いものを食べすぎると、体温が低下します。**

その理由は、「ＡＴＰ産生を抑制するため」「インスリンの過剰分泌のため」「筋肉の弛緩で筋力不足になるため」など、さまざまな理由が言われています。

身体が冷えると、ホルモンバランスが乱れてしまいます。

甘いものを食べた後は、階段で移動するなどして、体温を下げないための自分ルールを設定し、眠気対策だけでなく健康にも優れた習慣をつくりましょう。

⑧いつも眠いとき（1）

まずは、他人からの印象を良くすることが大切です。

「眠気に他人からの印象が関係あるのか？」と思うかもしれませんが、**他人からの印象がいい行動は緊張感を伴うため、眠気を抑制できることが多い**ものです。

達人のような身体さばきや、普段から物音を立てないように気をつけている人が眠そうにしている姿は、あまり想像できないのではないでしょうか。

いつも眠いということは、いつも眠気の発生条件を満たしていることになります。姿勢が悪いと血流や身体のバランスが悪くなり、身体の状態が整っているときよりも遥かに多くの眠気が発生します。

呼吸が浅いことで、体内の酸素が欠乏し、眠気が発生することに繋がります。

また、焦ったような感覚になり、深い思慮や集中ができなくなります。

ダラダラした行動は、退屈の眠気につながったり、何かを命じられてやらされている感覚になったりするなど、受け身の眠気も発生します。速度が伴わないことで、活動も安定しづらくなります。

筋肉のバランスが悪いことで、使いやすい一部の筋肉に頼りすぎ、血流や姿勢が悪くなることで眠気が発生します。

物事の観察が荒いと、刺激の総量が下がってしまい、退屈の眠気が発生します。**面倒くさく感じて頭を使っていない場合は、仕事全般に対して受け身になってしまっている**と言えるかもしれません。

ゲームをしているときなどに眠気が取れるのであれば、なおさら、今の仕事に対して楽しみを見つけることが大切です。

睡眠時間が長いことで、ＧＡＢＡなどの刺激の感度を下げるホルモンの影響を多く受け取ることになり、日中いつも眠くなってしまいます。

いつも眠いときの3秒スイッチストレッチ

①姿勢を正して椅子の前に立ち、舌を歯茎から口の上部（硬口蓋《こうこうがい》）にかけて押し当て（「ラ」を発音する直前の状態〈通称ＬＡ〉）1、2、3と呼吸を整えます

②①の状態のまま、頭の角度を変えずに着座します。着座後に視線を目の前の作業に移します（これが崩れにくい美しい姿勢です）

③10分に一度アラームを鳴らし、姿勢が崩れていないかを確認します

「10分に一度は多すぎるのではないか?」と思われるかもしれませんが、自分が持っている動作の癖の強さや、修正の難易度を甘く考えてはいけません。何度も修正し、正しい形の刷り込みがあってこそ、いつの間にかできるようになっているものです。

少なくとも2週間は継続してみてください。完全ではないにしても、**今までの自分とは別人のような所作になります。**

呼吸と姿勢を修正するだけでも、眠気が嘘のように取れていきます。

いつも眠そうな人ほど、一日も早く眠気のコントロール術を学ぶことで、自分が達成したいゴールに近づき、周囲の評価も大きく変化するでしょう。

いつも眠いときの3秒スイッチストレッチ

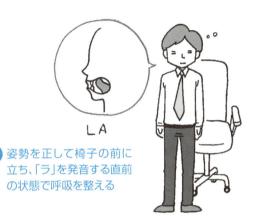

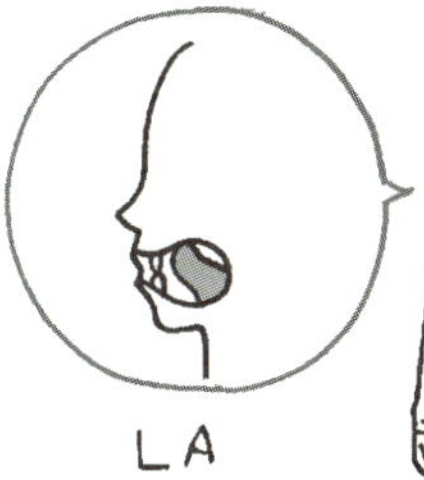

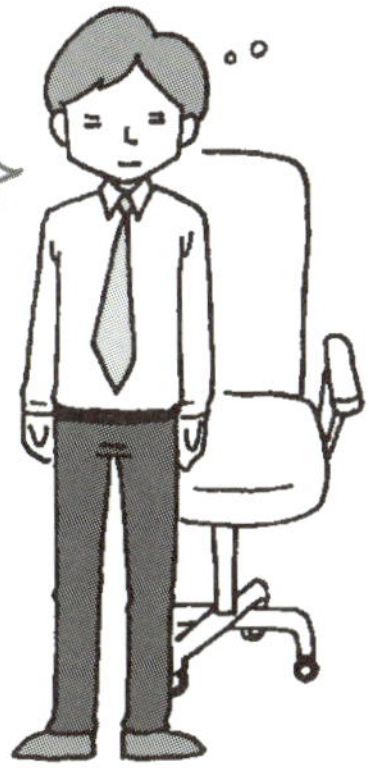

❶ 姿勢を正して椅子の前に立ち、「ラ」を発音する直前の状態で呼吸を整える

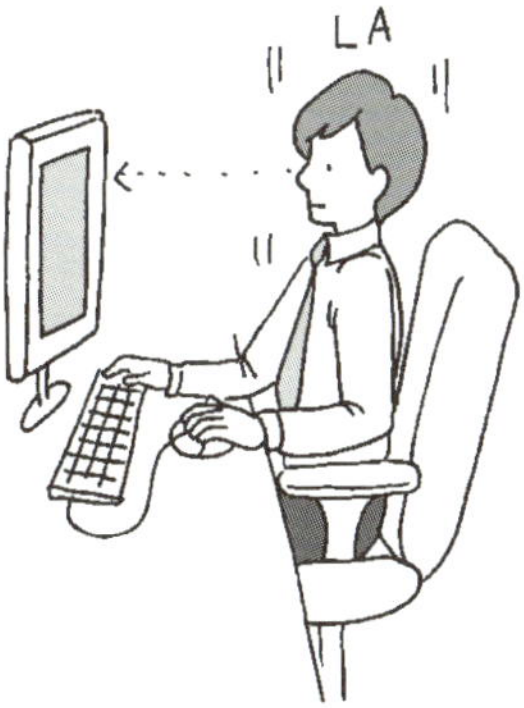

❷ 頭の角度を変えずに座る

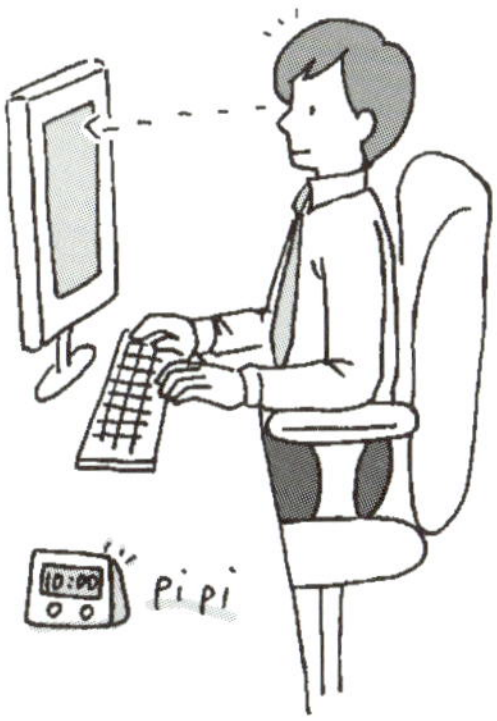

❸ 10分に一度アラームを鳴らし姿勢を確認する

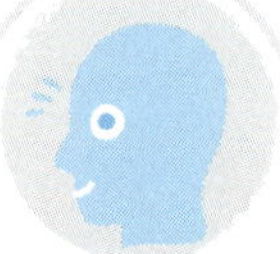

⑨いつも眠いとき（季節ごと）（2）

季節ごとの眠気への対策も、あなたの本来の力がどれだけついているかが大切になります。

季節の移り変わりで眠くなるのは、問題です。

これまでの眠気解消法でも運動を強くオススメしていますが、身体の活動と眠気は最もわかりやすく関係しています。

運動不足、筋肉不足の人はフィジカルやスタミナの点から、健康的な覚醒状態を持続することが難しくなるのです。

春は暖かくなったことによる安心感が発生し、本能的に眠くなりがちです。

また、花粉症の影響により鼻づまりに悩む人も多いので、**湿度対策は冬と同様にしっかりと行いましょう。**

夏は眠気が発生しづらいものですが、一方で入眠が難しくなりやすい時期でもあります。あまりに睡眠時間が短いと、睡眠不足による眠気が発生するかもしれません。寝入りを良くするために、有酸素運動や筋力トレーニングを一定以上行うことが大切です。

全く運動をせずに8時間眠るよりも、**30分ほどの全身運動をしてから6時間寝たほうが、日中の眠気を抑制できます。**これによって、睡眠時に血液の流れるスピードが下がるのを抑制し、あらかじめ毛細血管に血液を循環させておくことができます。すると、寝起きの倦怠感が軽減でき、酸素不足の眠気を抑制できるのです。

秋に眠くなる人は、自律神経やホルモンバランスが乱れている傾向があります。

日照時間が短くなりセロトニンの分泌が減るため、自律神経が乱れてしまうのです。

ホルモンバランスの乱れや眠気の発生が起こる前に、**日光を多めに浴びる習慣をつける**ことで、ホルモンバランスの調整を行うことができます。

冬は**乾燥を抑制すること、足を温めすぎないことが重要**です。

デスクワークが多い人は眠気が発生しやすく、眠気とともに免疫力が低下するため、オフィスの乾燥なども相まって体調不良が起こりやすくなります。

卓上加湿器など、顔周りの加湿を行うだけで眼精疲労も改善され、冬の睡魔の抑制に繋がります。

重ね着などで衣服が重い場合、血流と姿勢の悪化から眠気が発生します。暖房の効いた部屋では、あまり厚着せず合成繊維を含んだ衣服を着用しないようにし、静電気対策をしっかり行なうことも眠気予防に効果的です。

一つひとつできることを行いましょう。

春の眠気の3秒スイッチストレッチ

①加湿器をつける（周囲の空間に霧吹きをかける）
②1、2、3、と息を吐き、大きく吸って深呼吸をする

春は花粉症であるかどうかで、対応が変わります。

花粉症の人は、加湿を行って静電気対策をし、定期的に深呼吸を行いましょう。

鼻づまりから、無意識のうちに呼吸が浅くなり、酸素不足となる場合があります。深呼吸をするときに花粉が気になる人は、室内に霧吹きをかけてから深呼吸を行うことで、舞っている花粉を抑える効果が期待できます。

花粉症でない人は、濡れタオルなどで首や足の裏を拭くことがオススメです。

定期的に首や足の汗を拭き取るとともに、少しだけ身体を冷やすことで眠気を抑制することができます。

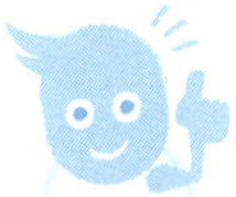

夏の眠気の3秒スイッチストレッチ

①呼吸を1、2、3と止める

夏の3秒スイッチストレッチは、**呼吸を止めることです。**一度息を止めると無意識に酸素を多く取り込もうと、呼吸が深くなります。

また、汗ばみ皮膚刺激の感度が落ちるため、水でこまめに洗顔をします。これによって、皮膚の刺激感度が回復します。

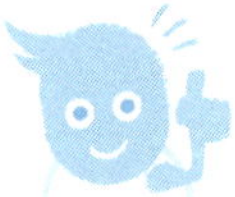

秋の眠気の3秒スイッチストレッチ

①手のひらの中央に、もう片方の手の親指を当て、1、2、3と圧をかけます

これは、第3章の①で紹介した「食後の3秒スイッチストレッチ」です。

秋は、寒くなるにつれて血流が悪化しやすくなり、食事の量が増える人も多くなります。食事の量が増えるほど胃に集まる血流も増え、より四肢に流れる血液が少なくなってしまいます。

食後のスイッチストレッチを定期的に行うことで、スッキリした状態で活動できるようになります。

冬の眠気の3秒スイッチストレッチ

①外に出て1、2、3、と深呼吸を行い、冷たい空気を吸う

冬に眠くなったり、集中力が落ちてしまったりする場合は、思い切って**一度外に出ること**がオススメです。

外に出て、1、2、3、と深呼吸をして席に戻るだけで、鼻づまりが解決され、眠気も飛んだ状態で作業を進めることができます。

長時間外にいると体調不良の心配などもありますが、定期的に立ち上がり、温度変化を起こすことで、血流を促すことができます。

寒暖の差を体験することは、運動不足の人ほど、身体にとってメリットが多くなります。

⑩徹夜で準備をしたプレゼン前

徹夜明けのプレゼンは、なるべく**プレゼン開始の直前に、15分ほどの仮眠を取る**ことで、頭がスッキリするだけでなく、過剰に上がってしまった緊張感や交感神経を緩めることができ、冷静さを得ることもできます。

頭がボーッとした状態でプレゼンに挑むことのデメリットが大きいことは、想像に難くないと思います。

多少時間をかけてでも、頭を覚醒させることをオススメします。

階段を使うことができ、時間があるのであれば、5階分ほど腰を捻りながら昇り降りするだけでも、頭をスッキリさせることができます。

頭が覚醒したことを確認するため、階段の昇り降りや3秒スイッチストレッチの前後に、手の甲をつねってみましょう。昇り降りやストレッチ後のほうが、痛く感じるのであれば成功です。

チームで行う場合は、お互いの肩や首をもみほぐすことも効果的です。リラックス効果とともに、チーム全体の意欲も高められます。

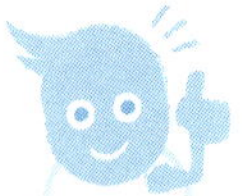

徹夜明けプレゼン前の3秒スイッチストレッチ

①壁に背を向け半歩ほど前に出ます

②両手を頭よりも高い位置に挙げ、後ろの壁に手のひらをつけてブリッジのようにして（肩甲骨も少し寄せると効果アップ）1、2、3、とキープします

何度か繰り返すと、プレゼン時の姿勢も胸が開き、堂々とした姿勢を保てるようになります。

徹夜明けプレゼン前の3秒スイッチストレッチ

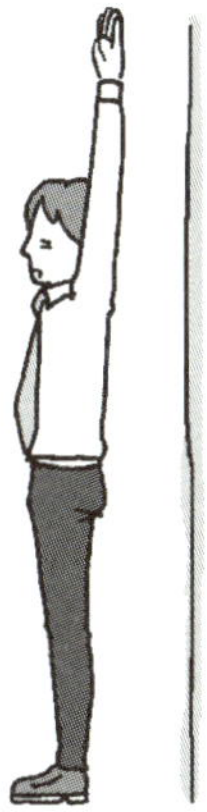

❶ 壁に背を向け半歩ほど前に出る

▼

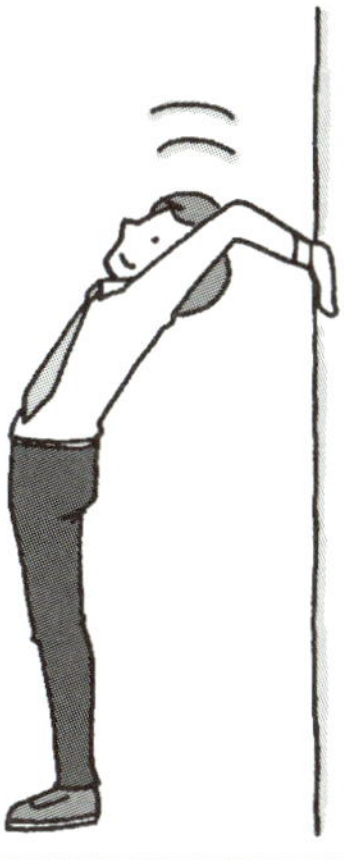

❷ 両手を顎よりも高い位置に挙げ、後ろの壁に手のひらをつけブリッジのようなポーズを取る

さらにより効果的な方法もご紹介しましょう。

可能であれば、**逆立ちをすること**です。

徹夜の場合は、横になっていないため、血液循環が悪くなっている可能性が高いのです。

逆立ちは普段の生活と天地が逆転し、極端な変化が起こります。最も効率的に、体内の状態をリセットするために、逆立ちという行動は非常に効果の高いスイッチストレッチと言えます。

ただ、空いた会議室があるなど、特定の条件がないとなかなか実践できませんから、状況により使い分けてください。

⑪難解な資料を読み込まなければならないとき

ただ活字の本を読むような心持ちで、難解な資料に目を通すことは、冬場に上着を羽織ることなく、出かけるようなものです。

つまり、明らかに捉え方が甘いということです。

わからない用語を読み飛ばしてしまったり、早く終わらせることばかりを考えて、しっかりと理解しないまま読み進めたりすると、どんどん読むことが辛くなり、徐々に眠気が発生します。

「資料を読む＝眠くなる」という刷り込みが入ってしまうと、次に難解な資料を読もうとするときの閾値《いきち》（感覚・反応・興奮を起こすのに必要な刺激などの量）を上げてしまうことにも繋がります。

納期や期日があれば、マイペースに読み進めることは難しいかもしれませんが、何より大切なのは、焦る気持ちを抑えることです。

今は難解な資料かもしれませんが、次に読むときには読みやすい資料となるように、学びながら読むことが自分自身の成長にも繋がります。

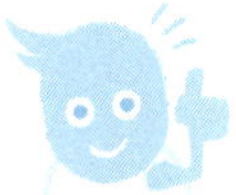

難解な資料を読むときの3秒スイッチストレッチ

①3秒かけて椅子から立ち上がる
②3秒かけて椅子に座る

これまでにご紹介したスイッチストレッチは座位が多かったと思います。

つまり、座っている姿勢のときには眠気が出やすく、集中力が切れやすいと言えるのです。

かといって、座ってはいけないとなると、長時間連続して働くことや長時間資料を読むことが難しくなります。

立ったり座ったりするだけでも眠気に効果があります。

立つときに筋肉を使っていると意識する人は多いのですが、座るときにも筋肉を使っていると意識している人は少ないと思います。

ゆっくり座ることで所作が美しくなり、他人からの評価が向上しやすくなります。

⑫終わりの見えない深夜残業時

終わりの見えない残業は精神的にも非常に大きなストレスがかかります。

その為、作業全体としては、非常に膨大なものだったとしても、**一つひとつに区切りをつけて行い、終了する度に、「これは終了した」としっかり認識すること**が大切です。

パーキンソンの法則は先にも述べましたが、取り掛かるものがあまりに大きい場合、人は集中することが難しくなってしまいます。そこで、小さく区分を作ることで効率的に作業できるようになります。

作業に取り掛かる前に、どの区分にどのくらいの時間を掛けるのかなどの試算をし、適宜修正しましょう。

深夜残業時の3秒スイッチストレッチ

①一区分が完了するごとに立ち上がり部屋の角に向かいます
②腕を左右に真っ直ぐ伸ばし、手のひらを天井に向けて肘を90度曲げ、手のひらから肘までを壁にくっつけます（肘が肩から下に下がらないよう注意）
③②のまま、1、2、3、と胸を部屋の角の方へ押し出します（肩甲骨が寄せられ、胸が開きます）

深夜残業時の３秒スイッチストレッチ

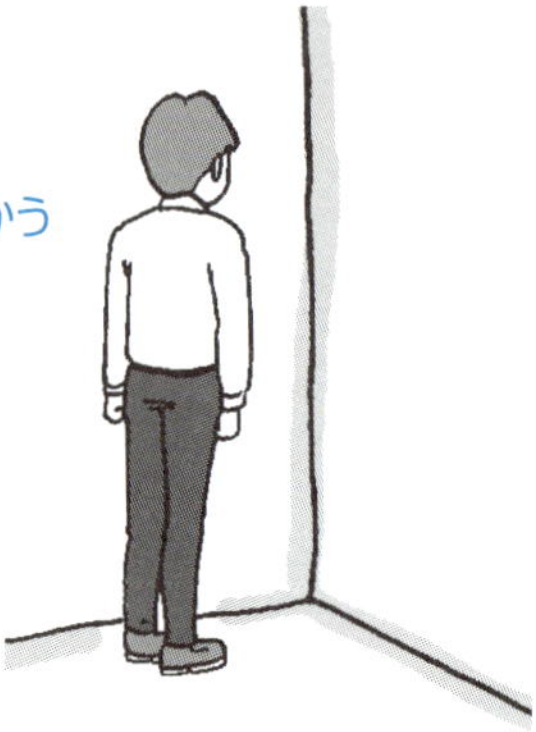

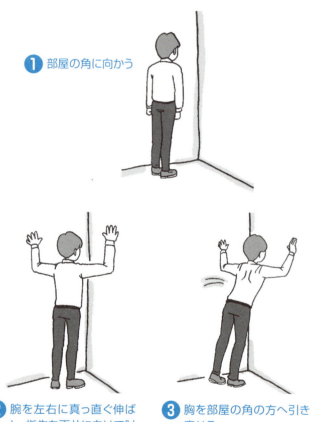

❶ 部屋の角に向かう

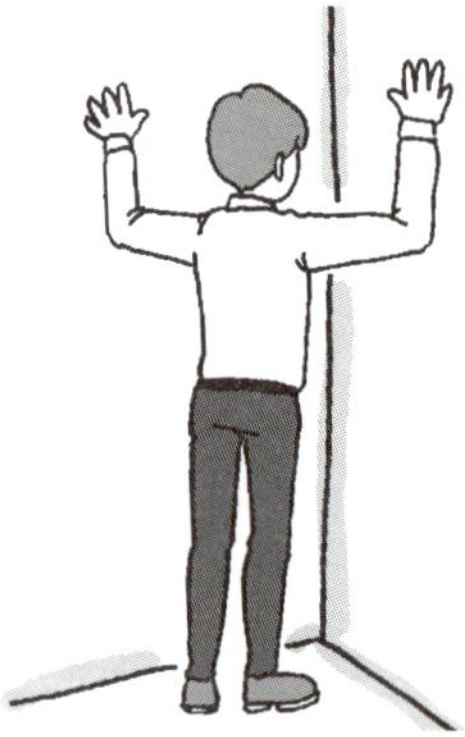

❷ 腕を左右に真っ直ぐ伸ばし、指先を天井に向けて肘を90度曲げ、手のひらから肘までを壁にくっつける

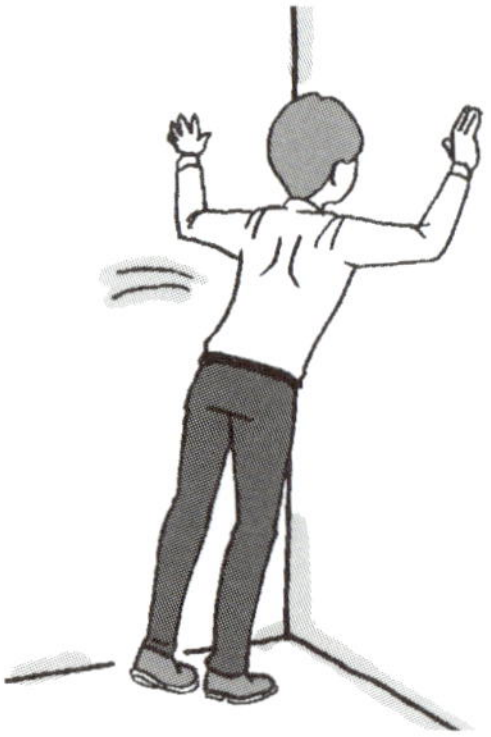

❸ 胸を部屋の角の方へ引き寄せる

⑬連日の長時間学習時

試験前の長時間の学習は、同じような刺激が続くため自宅で行うことはオススメしません。喫茶店など、〝他人の目線〟があるところで勉強することが望ましいです。

「それではあまり集中できないのでは?」と思われるかもしれませんが、実際に学校の授業も試験会場も、誰かの目線がある状態で行います。セミナーの多くも一人ではなく、複数で聞くことが多いはずです。

実は、**周囲の目や雑音がある方が、脳はより集中することができます。**完全に静かな環境では、集中できないことがアメリカの研究でも証明されています。

勉強の際は、周囲に飲食物を置かないことや、インターネット接続を切っておくことも非常に重要です。必要に迫られインターネット接続を行うときには、タイマーなどで時間制限を設けましょう。ネットサーフィンをダラダラやってしまう予防になります。

長時間学習することを目的にするのではなく、テストで点数を取ること、内容を理解し長期的に記憶することが大切であることを胸に留め、息切れをしないよう、休憩や仮眠を入れて、無理をし過ぎないことが大切です。

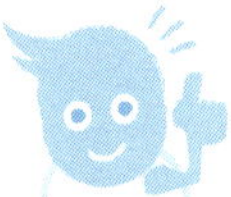

長時間学習時の3秒スイッチストレッチ

①10分に一度、首が背中にくっつくまで顔を上に向けます
②そのまま真後ろの壁を見るようにし、1、2、3、と3秒キープします
③姿勢はそのままで顔だけもとの位置に戻します

長時間学習時の３秒スイッチストレッチ

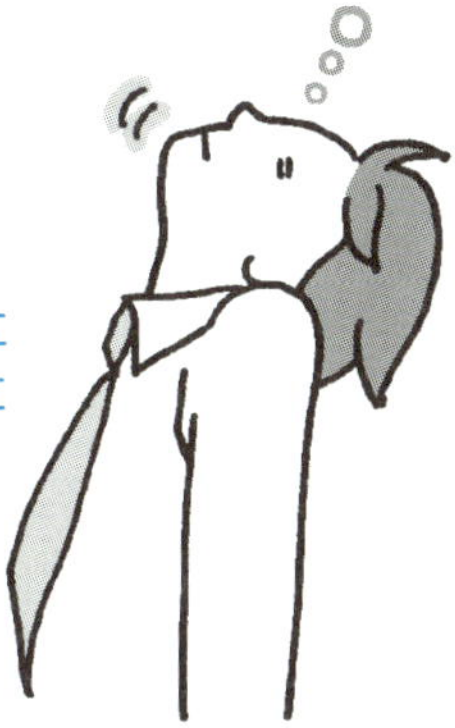

1 10分に一度首が背中にくっつくまで顔を上に向ける

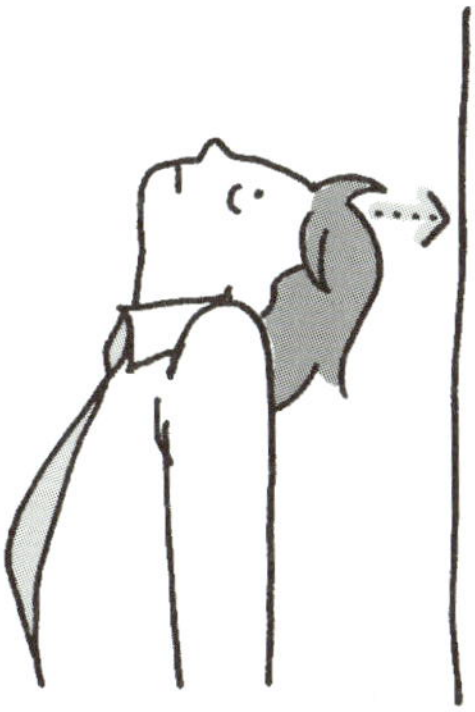

2 真後ろに壁があるのをイメージし目線を向ける

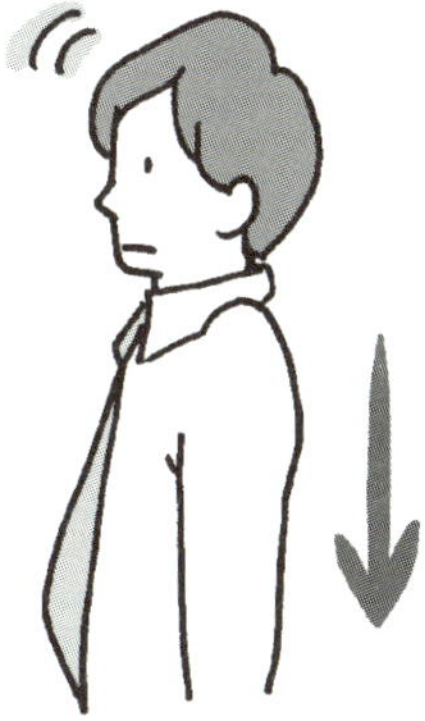

3 姿勢はそのままに顔だけもとの角度に戻す

決して無理をしないことが大切ですので、負荷のかかるストレッチはオススメしません。

スイッチストレッチによってきれいな姿勢となり、長時間の勉強にも疲れにくくなります。

これを続けることによって、しだいに20分に一度、30分に一度と時間の間隔が空いても、姿勢をキープできるようになります。

長時間勉強をしても疲れにくい状態になることが、安定して高得点を取得することにつながりますので、スイッチストレッチを活用し、基礎力を身につけましょう。

⑭急激な寒暖の差で眠くなったとき

真冬の気温が低い時期の営業マンなど、外気と室内の気温差を感じて、室内に入ると激しい眠気が出たり、体のダルさを感じたりする人が多いようです。冬の時期は、学生は試験、社会人は期末の締め日や挨拶周りなどで、慌ただしいときでもあります。

このときに、眠気に負けてしまうのか、それとも眠気を跳ね飛ばして集中するのかで、大きな差が生まれます。

まず、外に出るときは厚着をし、室内にいるときは上着を脱ぎ、なるべく寒暖の差が発生しないように心掛けましょう。

電車の中は足元や座面が温かいため、非常に眠気が発生しやすい環境です。移動中に資料に目を通したい、メールを一本送っておきたいなど、忙しいビジネスマンは集中力を切らせたくないものです。

そんなときは、背もたれに寄りかからず、しっかりと足に体重をかけて座り、クリエイティブな作業をするなど、眠気が起こりづらい状態を作っておくことが大切です。

暗記などをする際は、たくさんの量にトライするのではなく、少ない分量をしっかりと覚えるようにすることもコツの一つと言えます。

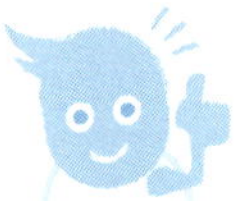

寒暖差があるときの3秒スイッチストレッチ

①「背もたれ（もたれかかっていないか）！」「猫背（猫背になっていないか）！」「足に重心（足に体重をかけているか）！」と、指差し確認のように、

寒暖差があるときの3秒スイッチストレッチ

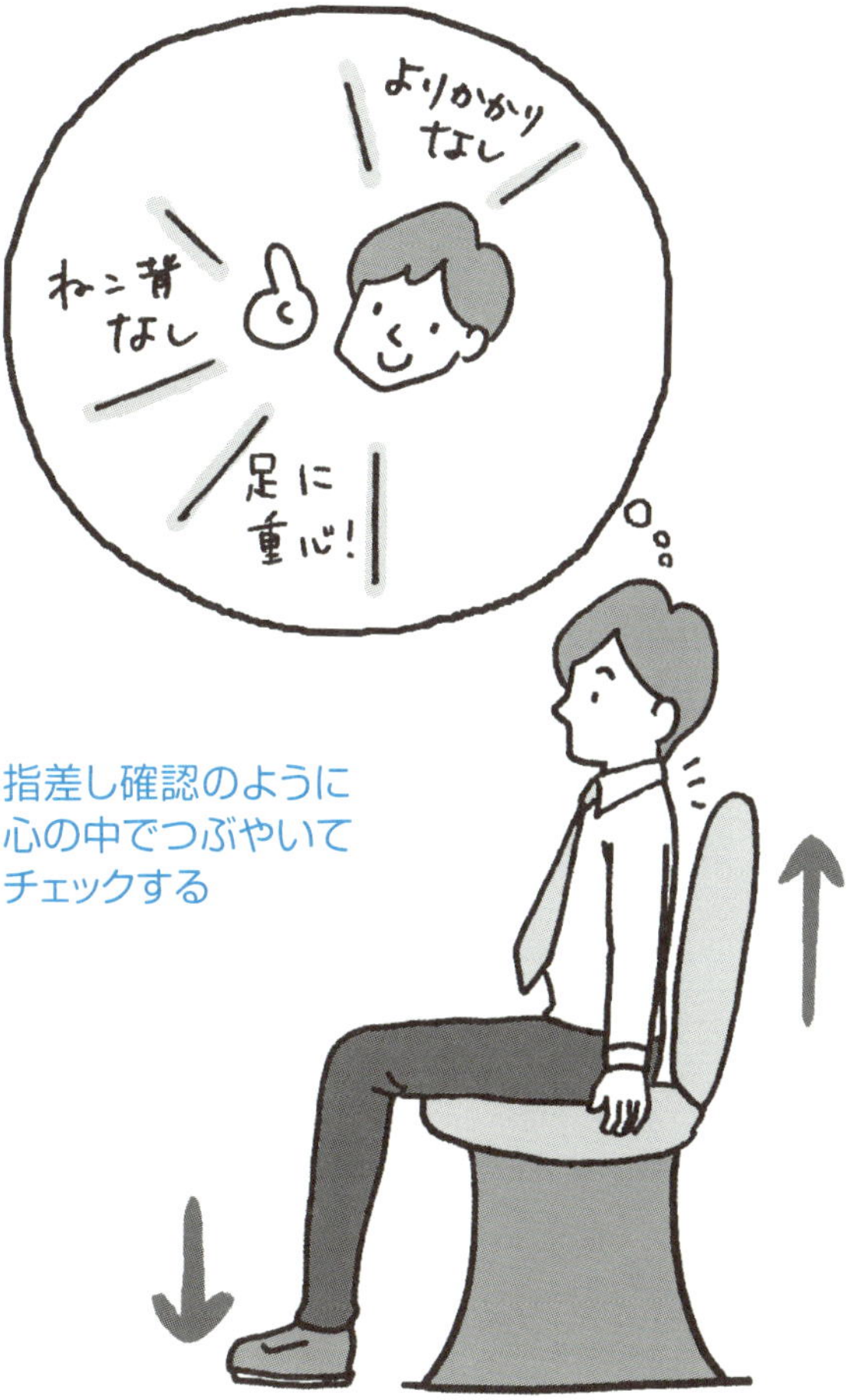

指差し確認のように
心の中でつぶやいて
チェックする

心の中でつぶやきチェックする

効果が高いスイッチストレッチは動きが大きいため、見知らぬ人やお客様がいる場所では、できる行動は限られています。では、眠気にあらがうことができないかというと、そうではありません。

いかに眠気を出さない状態をキープするかが大切になります。そのためには、3秒で〝眠気をとるための姿勢〟を作ります。

眠気は、猫背やうつ伏せになることで、発生しやすいものです。一つでも眠気の発生しやすい状態を減らせるように、徹底して姿勢を調整しましょう。

初めは違和感があるかもしれませんが、徐々に違和感は少なくなり、自然と活動ができるようになります。

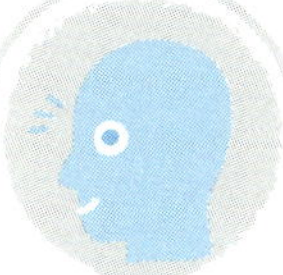

⑮夜勤時に眠くなったとき

昼間に活動し夜は眠る生活スタイルは、生まれてからこれまでの長い期間に渡って繰り返したものとして、身体が認識しています。

すると、夜に活動し昼に眠る真逆の生活をしたとき、眠気や集中力の低下に悩むことは少なくありません。

新たな生活習慣として夜勤を何度も繰り返すことで慣れることはできますが、**目覚めのタイミングで日光に当たれず体内時計をリセットできないため、覚醒を促すホルモン、セロトニンが分泌されにくい**点や、**本能的に夜間に眠気が起こりやすい**点など、習慣化では補い切れないこともあります。

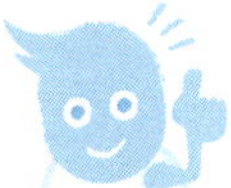

夜勤時の3秒スイッチストレッチ

①スマートフォンのライト機能をONにします

②目を閉じ、片目ずつまぶたの上からスマートフォンのライト当て、1、2、3とキープします

目を閉じていてもかなり眩しいので、直接ライトの方向を見ないようにしましょう。

目の健康のために、決して無理はしないようにします。

何度か繰り返すことで、松果体（脳に存在する内分泌器官）からセロトニンが分泌され、体内時計を夜勤のサイクルに最適化することができます。

夜勤時の３秒スイッチストレッチ

❶ スマートフォンのライト機能をON

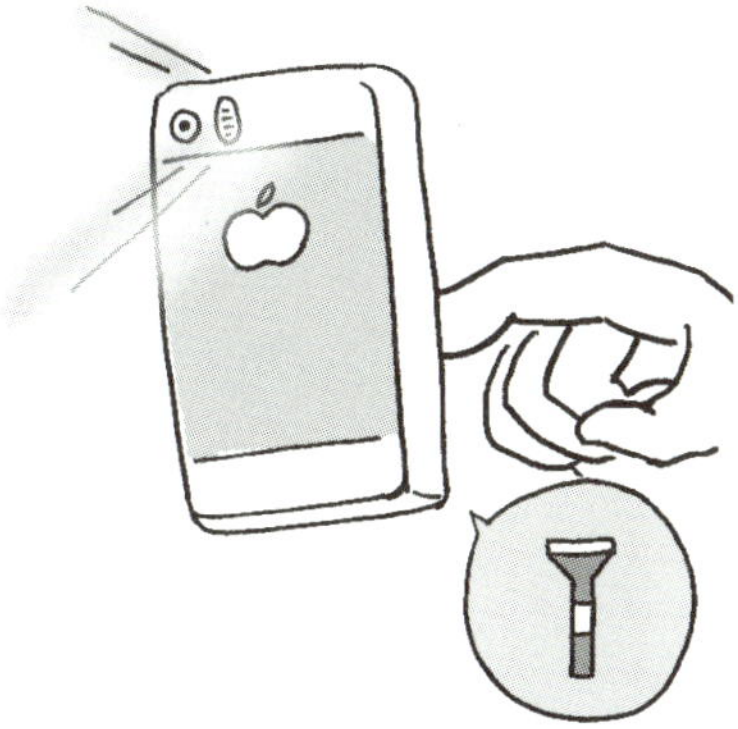

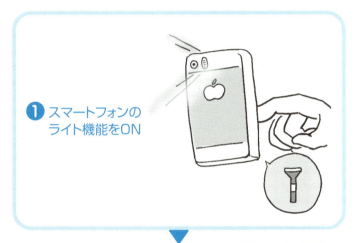

❷ 目を閉じ片目ずつライトを当てる

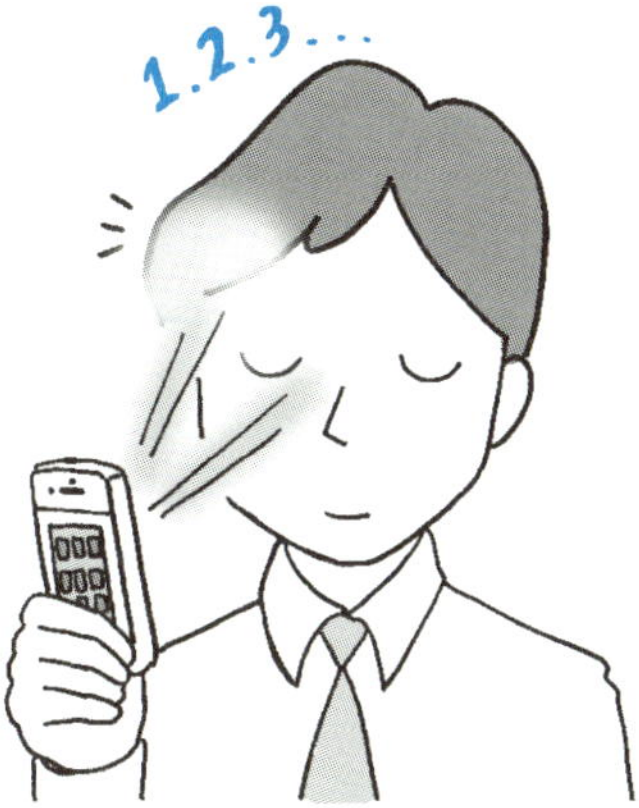

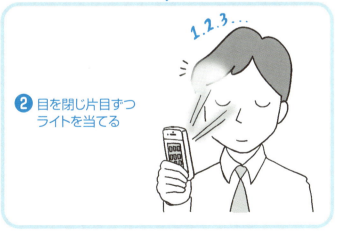

⑯つまらない話を長時間聞いているとき

おもしろくない話を聞き続けるのは非常に苦痛だと思います。

ですが、社会で生きていく上で、聞きたくない話をひたすら聞かざるをえないこともあります。

そんなときは、自分が誰かに面白くない話をしないように、**なぜ目の前の人の話は面白くないのかを分析し、自分ならどうやって話をするのかを考える**ことで、対人コミュニケーションの学びになり、眠気を除去することも可能です。

つまらない話のときの3秒スイッチストレッチ

①ふくらはぎを意識しながら、1、2、3、と少し背伸びをします
②ゆっくりと下ろします

立っているときには、背伸びが効果的です。ふくらはぎの訓練になり、血流も循環するため、眠気対策や健康増進に効果が高くなります。

眠気は、話を聞いているときの姿勢によって変化するもので、やはり座っているときに眠気や倦怠感が発生することが多いと考えられます。

座っているときには、これまでに解説してきた方法などで、姿勢を正して聞くと、相手も話しやすい上に、あなた自身も眠気が発生しにくくなります。

呼吸のスイッチストレッチなど、さまざまなものを駆使することで、気づけば時間が過ぎているかもしれません。

眠気が一度でも発生し始めると、相手の話を聞くことがどんどんしんどくなります。悪循環が起こってしまわないよう、なるべく早めに能動的にスイッチストレッチを行うことが大切です。

つまらない話のときの３秒スイッチストレッチ

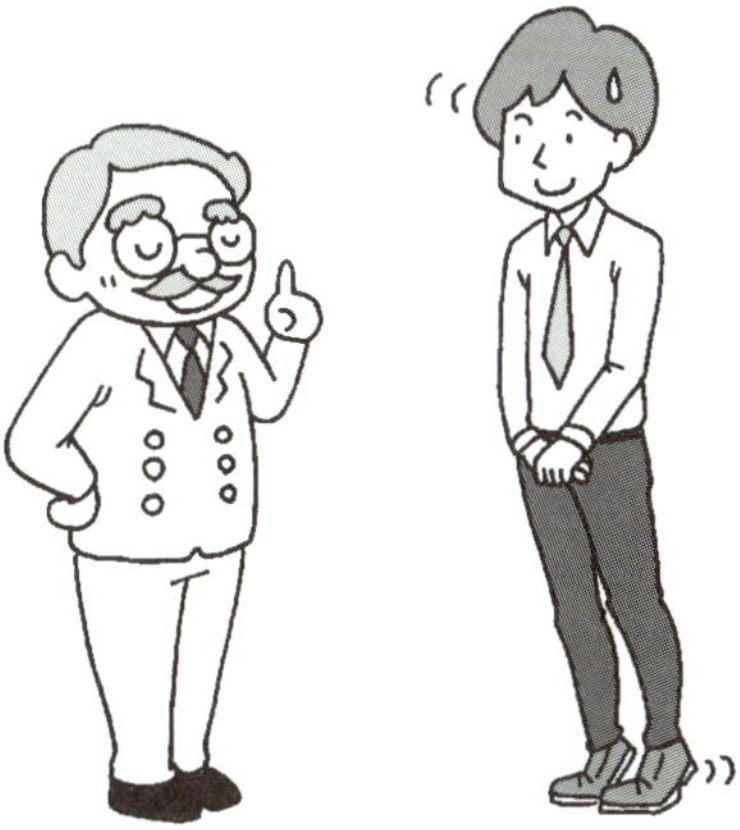

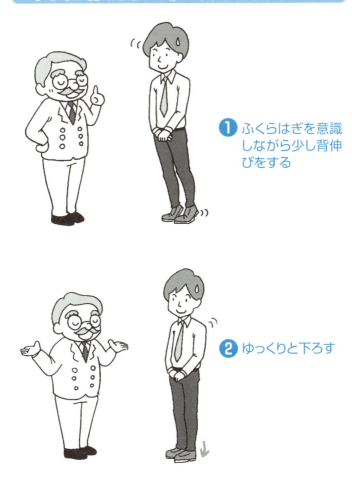

❶ ふくらはぎを意識しながら少し背伸びをする

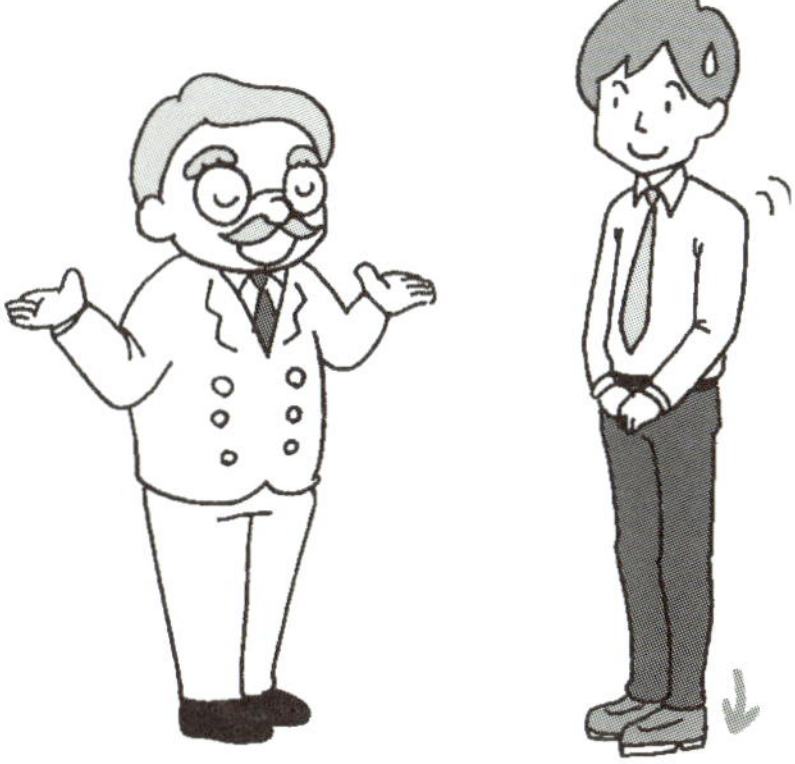

❷ ゆっくりと下ろす

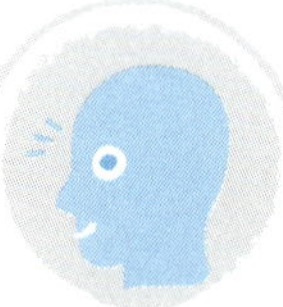

⑰性行為の後に眠くなったとき

性行為の後は、その行為をした空間からできるだけ早く出ることが大切です。

自慰であれば、相手もいないのでそのまま外に走りに行くことも一つの方法です。

性行為の直後は交感神経が優位になり、その後15分ほどかけて、ゆっくりと副交感神経が優位になります。

この交感神経が優位のときに外に出ることで、その後発生する眠気や頭がボーっとする感覚を防げるようになります。

眠気が出はじめてからでは手遅れになりますので、必ず眠気が出る前に動き始めることが重要です。

性行為後の３秒スイッチストレッチ

①ベッドを離れ、水を取りに行く
②水を1、2、3、と三口飲む

台所などへ水を取りに行って飲むことで、性行為後の眠気を出さずに、交感神経が優位の状態で活動を続けることができます。

水を取りに行くのであれば自然ですし、相手の分の水も用意してあげることで、よりよい印象を与えることができます。

ただし、子宝を授かる目的での性行為の場合、行為後に女性が動き回ると着床に不利になることがあります。愛する人との時間の共有を忘れないことが大切です。

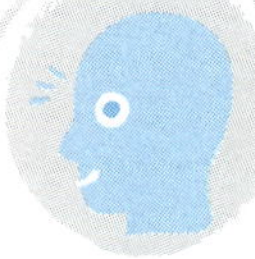

⑱寝起きでいつまでも眠いとき

寝起き3時間は集中力を発揮できないという話があります。

これは、レム睡眠時に発生するGABAの影響で、ドーパミンやノルアドレナリンといった、集中力に必要なホルモンの効果を受け取れないためです。

本来、目覚めるときに覚醒を促す起床ホルモン（コルチコトロピン）が分泌されるはずなのですが、**二度寝が癖になっていたり、目覚まし時計のスヌーズ機能を何度も使っていたりすると、起床ホルモンの分泌が抑制されてしまいます。**

結果として、寝起きに集中力が発揮できず、大きなビハインドを負ってしまいます。朝から集中力を発揮したい場合、二度寝をせず、スヌーズ機能も使わないことをオススメします。

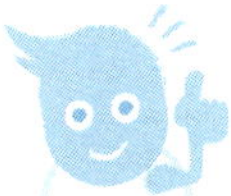

寝起き後の3秒スイッチストレッチ

①ベッドルームから離れ、少し広い空間に出ます
②その場でしゃがみ、1、2、3、と身体を縮めます
③立ち上がりつま先立ちになって、両手を天井に向けて一気に伸ばします

寝起き後に行うスイッチストレッチは、**単純な伸びと深呼吸**です。

ストレッチをする場所が大切で、できれば外に出て行うことです。

このとき、身体だけではなく、**顔も一緒にストレッチすることで、表情筋の刺激にもなり、効果が倍増**します。顔の真ん中に全てのパーツを寄せるようにし、その後、目を限界まで大きく見開きます。口もあくびのときのように大きく開きます。

寝起き後の３秒スイッチストレッチ

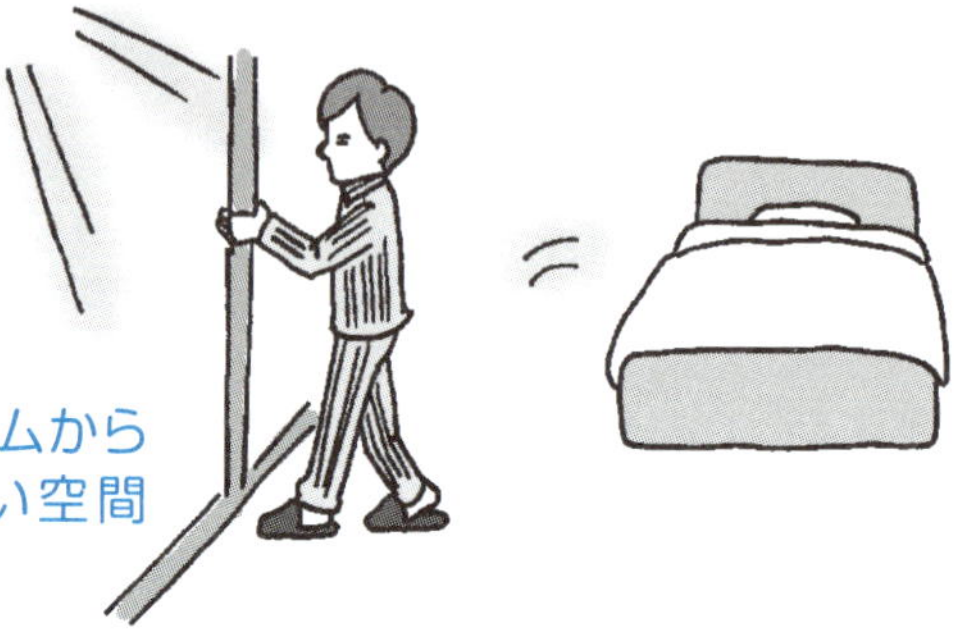

❶ ベッドルームから離れて広い空間に出る

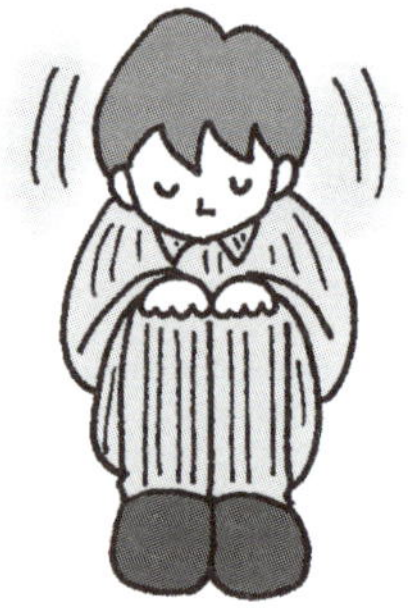

❷ 身体を縮めてしゃがむ

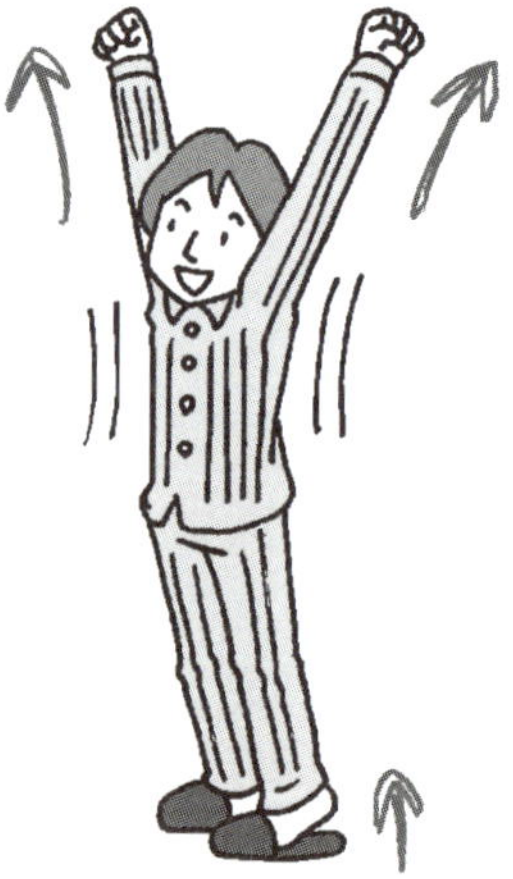

❸ 立ち上がってつま先立ちになり両手を天井に向けて一気に伸ばす

⑲研修中・授業中に眠くなったとき

講義形式で一方的に話を聴き続ける行為は、眠気の発生する条件が複数揃っています。授業中の眠気を発生させないために、**勉強への能動性を発揮することが大切**です。

研修や授業を受けている最中に眠気が発生した場合、「時すでに遅し」です。できることは限られますし、動作によっては研修や授業に集中していないと思われてしまいます。

研修や授業のときには、どうしても呼吸が浅くなり、長時間姿勢をキープすることが難しくなります。椅子に座る段階から、対策を行いましょう。

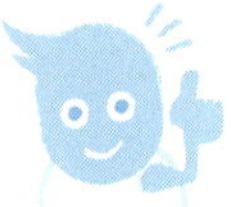

研修中の3秒スイッチストレッチ

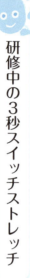

①椅子の前で立ったまま、後ろの壁を見るようなイメージで頭を上げます
②視線はそのまま、1、2、3、と少しゆっくり座ります

浅く腰掛けるようにして、背もたれは使わないようにしましょう。理想的な姿勢が崩れにくくなり、長時間キープできるようになります。

⑳長時間のゲーム対戦時

私もオンラインゲームにハマっていた時期があり、70時間ゲームを続けていたこともありました。周囲からはプログラムがプレイしているのではないかと言われたほどです。

長時間のプレイが可能な理由は、集中力が切れたり、眠たくなったりする前に対策を取っているからです。

人は、自分の力を過信しがちですが、集中力は思っている以上に早く切れてしまいます。事前に対策を打つことで、集中力を持続できるようになります。

たとえば、床に座ってゲームをする人は、座布団を用意しておくことで、①座布団をそのまま敷いて座る、②畳んで座る、③座布団を敷かずに座ると、バリエーションをつけることができます。姿勢を頻繁に変えることで、身体に刺激を与えることができます。

股も開いて、股関節の血流を流すことで、さらに効果を高めることができます。

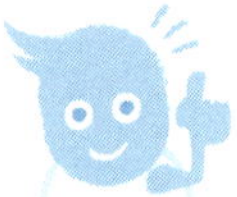

ゲーム対戦中の3秒スイッチストレッチ

①膝を伸ばして、足を前に出します

②かかとをより前に押し出し、足の甲を拗ね側に倒します

③②の状態のまま、1、2、3と、足全体を上に持ち上げます

足の、普段使っていない筋肉を使うことができ、血流やリンパなどのバランスを整えることができます。

ゲーム対戦中の３秒スイッチストレッチ

❶ 膝を伸ばし、足を前に出す

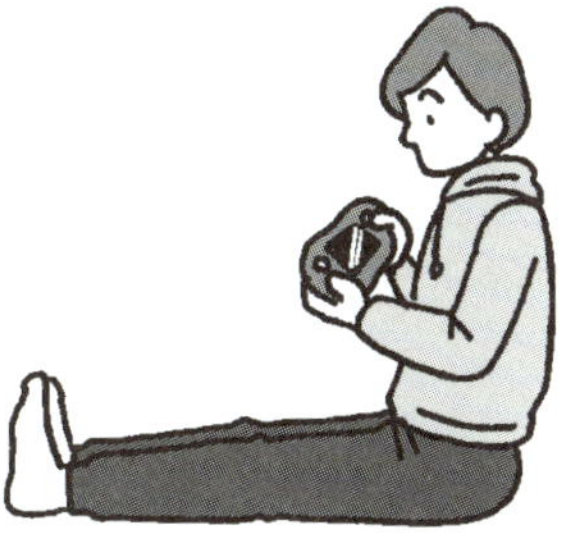

❷ かかとをより前に押し出し甲をすね側へ倒す

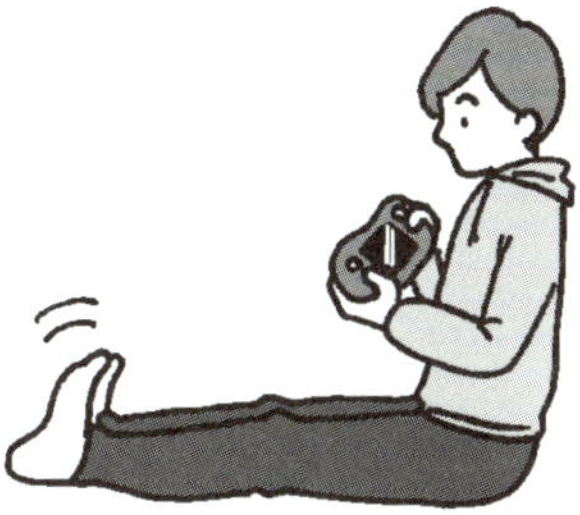

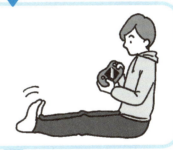

❸ 足全体を持ち上げる足全体を持ち上げる

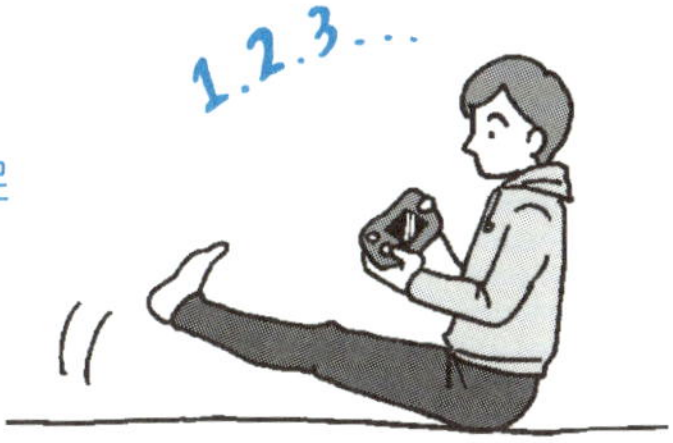

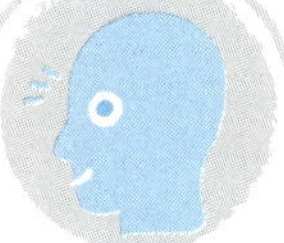

㉑デートでの映画鑑賞中に眠くなったとき

デートで映画鑑賞をするとき、パートナーの好みに合わせて観に行く映画や、途中でどうしても興味を失ってしまった場合など、眠ってしまうと失礼なことがわかっているとはいえ、どうしても眠くなってしまいます。

更に、暗い映画館の中で、明るい光を放つスクリーンを見つめることで**安心感を得ますので、眠気が発生する条件が整う**からでもあるのです。

映画鑑賞後に、必ずパートナーとの会話で話題になる箇所があるはずです。

興味を持てなくなってしまった場合にも、鑑賞後の話題を盛り上げるためにも、「話題にしたい項目」や「意見交換する内容」などを考えながら映画を観ることが大切です。

それに加えてスイッチストレッチを行ってください。

パートナーと手をつないだまま鑑賞することも考えられますので、手の位置を全く変えずにできるものをご紹介します。

映画鑑賞中の3秒スイッチストレッチ

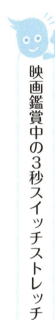

①肩や肘を1、2、3、とゆっくり動かす

このスイッチストレッチに限った話ではありませんが、意識的に**身体をゆっくりと動かしたり、一部を動かさないようにしたりすることは、非常に効果の高いストレッチ**となります。

映画鑑賞中の３秒スイッチストレッチ

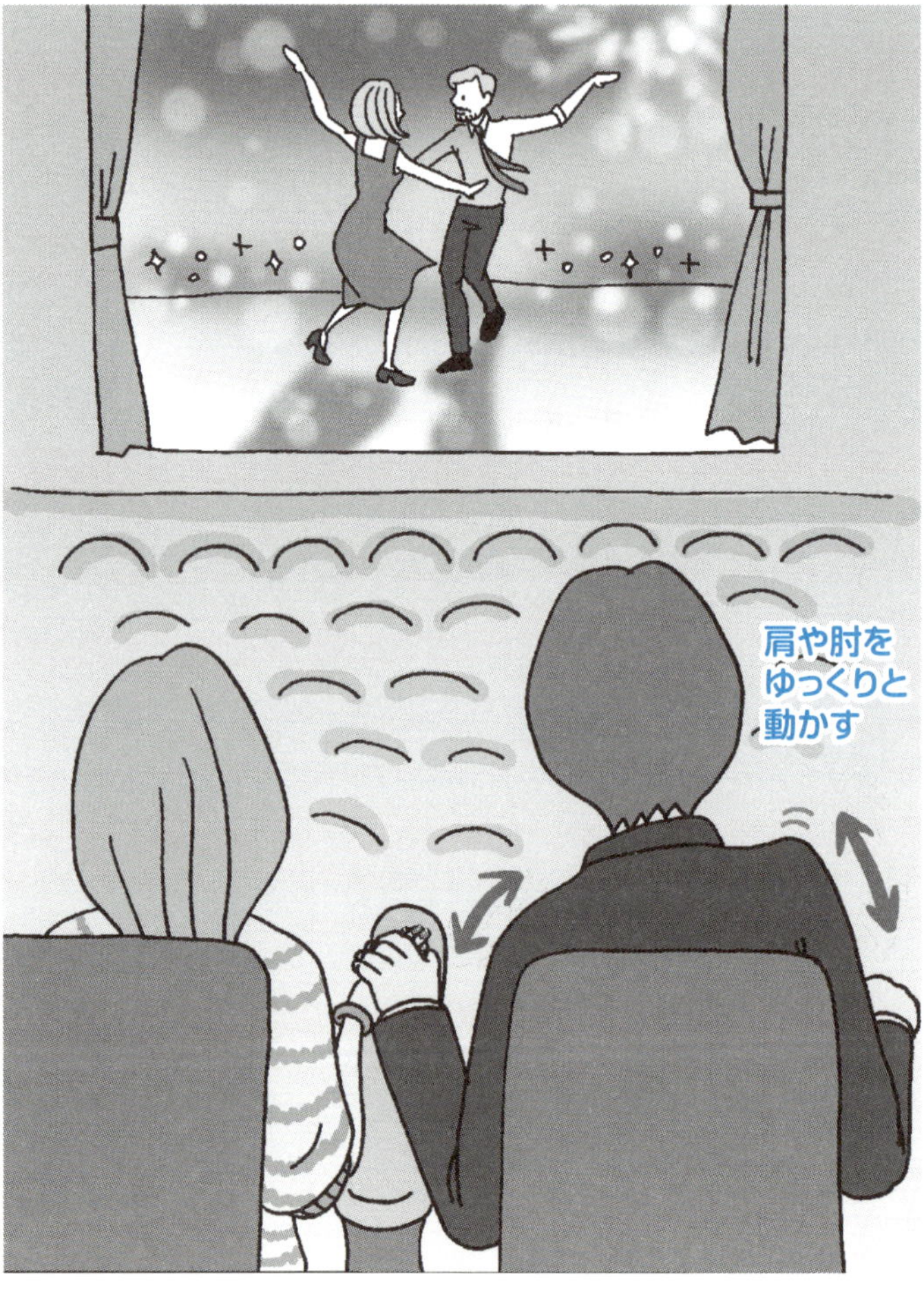

第4章

体が活性化する「眠り」の作り方

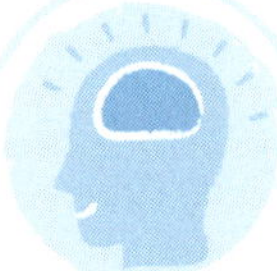

1 「眠り」もあなたの思いどおりにコントロールできる

多くの人が、眠気や眠りを、自分でコントロールできないものだと思い込んでいます。そして、眠気から派生する集中力、理解力、判断力も同じようにコントロールが難しいものだと考えている人が多いのです。

ですが、よく考えてみてほしいのは、**眠気や眠り、集中力、理解力、判断力も全て、自分自身の身体の中で起こること**なのです。

自分以外を思い通りに動かすことはほとんど不可能です。

しかし、自分自身のことであれば、コントロールできないはずがないと思いませんか？　少なくとも、コントロールするための手段はあります。

多くの人が、眠気は身体が勝手に調整するものと思い、そもそもアプローチすることすらしていないのです。

大切なことは、〝諦めない〟ことです。

本書を読んでくださったあなたには、眠気には種類があり、対処も予防もできることを理解していただけたと思います。

あとは、実生活の中に取り入れるだけです。

このとき、すぐにうまくいかないからといって諦めてしまうのは、とてももったいないことです。

赤ちゃんが立ち上がって歩けるようになるまで、小学生が自転車に乗れるようになるまで……。新しいことに挑戦するとき、誰しも最初はうまくいかなかったはずです。はじめからうまくいくことなど、滅多にありません。

それでも、「眠気が出たときに原因の観察し、対処方法を使っては失敗し、また実践」を繰り返すことで、徐々に、自在にコントロールできるようになります。

すると、**今度は眠りへの誘導も簡単に行えるようになります。**

眠れないときは、眠気を出せばいいのです。

日中に活動しているときは眠気を抑え、夜眠りにつくときは眠気を発生させる。

「眠気をコントロールできる」ということは、「眠りを自由にコントロールできる」ことにダイレクトに繋がります。

眠気や眠りをコントロールできることのメリットは、想像以上のものです。

普段、どんなに努力をしていても、ここぞというときに、その力を発揮できなければ、せっかくのあなたの能力が無駄になり、悔いが残ります。

あとで後悔する人生にしないためにも、今日から眠気の対策をしっかりと行い、集中力や頭の回転を高めていきましょう。

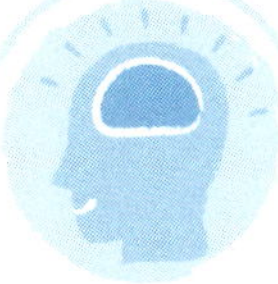

2 この「眠り方」であなたの身体が活性化する

私がオススメしている眠り方は、〝短時間睡眠〟です。

もし睡眠時間が短くても、健康や美容に影響がなく、身体にとって特に不利な状態にならないとしたら、あなたは長時間眠りますか？ それとも僅かな時間しか眠りませんか？

本書を手に取ってくださった多くの人が、〝短時間睡眠〟という選択肢を選び、活動時間を伸ばすのではないでしょうか。

多くの人にとって眠りとは、翌日の体調を整え、眠気を予防するためのものです。

しかし、意外に思われるかもしれませんが、**睡眠時は免疫力が低下し体調不良**

になりやすいのです。

唾液の分泌が抑制され口臭が発生しやすくなったり、非常に風邪を引きやすくなったり、喉の不調を引き起こしやすかったりと、睡眠の実態は、一般的に信じられているものと大きく異なります。

にわかには信じられないかもしれませんね。

しかし、次のような経験をした覚えがないでしょうか？

「寝起きに体調の悪さを感じた」

これは寝起きにいきなり体調が悪くなるのではなく、**寝ている間に徐々に体調が悪化している**ということです。

「掛け布団を掛けていないだけで風邪を引いた」

起きている間であれば、掛け布団はなくとも風邪は引きません。しかし、眠っているときにはすぐに風邪を引いてしまいます。まさに**睡眠中の免疫力や体温の**

低下を物語っています。

「休みの日ほど体調不良になる」

休みの日に**睡眠時間が増えることが原因**です。日頃の疲れが、気の緩んだときに出てしまうという精神論よりも、物理的に睡眠時間が伸びていることが共通点と考えたほうがしっくりくるのです。

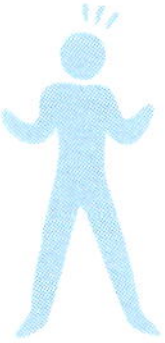

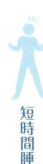

短時間睡眠の誤解とメリット

睡眠時無呼吸症候群の人は特に、短時間睡眠がオススメです。

睡眠は、取れば取るほど酸素量が低下し、合併症などの危険性も高まります。

また、翌日に酸素が不足していることによる眠気も発症しやすくなるため、寝ている間のいびきが大きいひとや、睡眠時無呼吸症候群の人は、特に短時間睡眠を推奨します。

短時間睡眠で活動すると便秘になると考える人もいますが、これは副交感神経が優位のときに便意を催すという情報が起因です。

実際のところ、私が代表理事を努める日本ショートスリーパー育成協会の会員の声では、**短眠で活動しているほうが排便の回数が増えたという統計があります。**

排泄だけではなく、肌の状態も良くなります。なぜなら、**覚醒時間が長いほうが、代謝が向上する**ためです。

寝不足だと肌が荒れると言われますが、実際には**寝ている時間に吹き出物やニキビが発生する**ことの方が多くなります。

あなたが毎日使っている枕のカバーやシーツは、どのくらいの頻度で新しいものと交換していますか？

3日〜1週間といった声が多いのですが、寝汗をたっぷり含んだ枕に顔をつけている時間は短いほうが、肌にとっても有利です。

もし、短時間睡眠にしない場合でも、枕にタオルなどを巻いて、タオルだけでも毎日交換することを推奨します。

睡眠時間が短い芸能人やアイドルの肌がキレイなのも、覚醒時間が長いことによって肌が活性化しているためだと考えられます。

健康的に眠気をコントロールできるのであれば、**短時間睡眠のほうが、身体や脳が活性化し、活動時間が増えることからも人生に余裕が生まれます。**

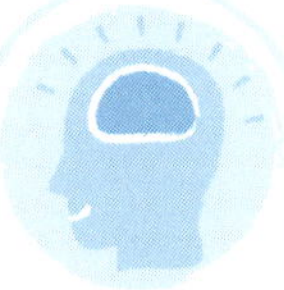

3 「眠り」のコントロールに必要な4つのポイント

「眠り」という現象は大きく分けて、次の4つの段階に分かれます。

①入眠
②睡眠（時間にとらわれない）
③起床
④覚醒（眠気を取る）

この4つの状態を丁寧に観察し、自分がどのポイントでうまくいっていないかを冷静に分析し、取り組むことが大切です。

ここでは、4つの段階それぞれを容易にするコツを紹介します。

1) 入眠

眠りに入るときの最も**重要なポイントは脱力すること**です。

「眠らなければならない」と考えてしまうと、眠れなくなる事態が起こります。

日本ショートスリーパー育成協会の門を叩く人には、不眠症の人も多くいます。

不眠症の人は、「寝なければならない」という固定観念を持っていることがほとんどのため、「そこまで寝る必要はない」とお話しすると、翌日からよく眠れるようになる場合が多いのです。

「眠らなくてもいいや」と考え肩の力を抜き、リラックスした心持ちで過ごすことで眠気の発生条件が整います。

「寝よう」と意識せず、「気がつくと眠っている」という形で入眠できます。

2 睡眠（時間にとらわれない）

「〇時間の睡眠が必要」という発想を取り除くことが大切です。

何度もお伝えしているとおり、眠気の発生と睡眠時間には、必ずしも因果関係があるとはかぎりません。

頭が冴えない、集中力が持たないなどを、睡眠時間のせいにする発想がなくなれば、睡眠時間を意識することが少なくなります。

本書を読んで、眠気コントロールを実践をすることが睡眠時間のコントロールにも有効です。

本格的に短時間睡眠を目指す場合は、『できる人は超短眠！』（フォレスト出版）を御覧ください。

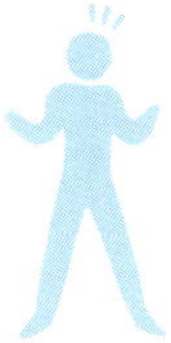

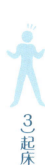

3）起床

「気持ちよく目覚められない」「つい二度寝してしまう……」など、起床に悩まれている人が非常に多くいます。睡眠を取ることは想像以上に気持ちがよく、二度寝の快感は白砂糖のように甘美なものです。

起床とは、端的に言うと、「睡眠を終わらせること」です。

つまり、覚醒中に物事に対し、しっかりとメリハリを付けて終われる人ほど、起床がスムーズに行えるのです。

目覚めたタイミングで、ダラダラ行動しないことも大切です。

これには癖の修正が必要になります。

ぜひ明日から、「アラームが鳴ったら、パッと起きて洗面所に行く」訓練を50日間ほど続けてみてください。

51日目には、考えるよりも先に身体が反応し、洗面所に向かうようになります。

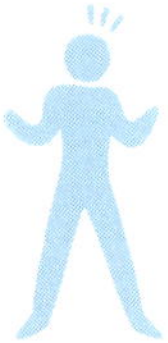

4）覚醒（眠気を取る）

本書の内容を実践することです。
これまでにご紹介してきた内容を要約してみると、

①能動的に活動する
②眠気を睡眠時間のせいにせず、眠気の条件が揃ったと認識し冷静に対処する
③眠気を敵だと思わず「気性の荒い馬」のように考える

こういった心構えを持ちつつ細かく眠気を観察することが重要です。
ぜひ楽しんで、観察する癖をつけましょう。

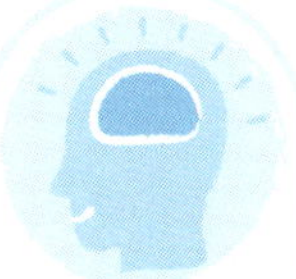

4 眠りたいのに眠れないときの対処法

本章では、眠気の除去方法に加えて睡眠のコントロール方法についての話も、たくさん紹介してきました。

読んでいただいた方の中には、「著者は不眠症のつらさをわかっていない」「日中に眠いのに、夜に眠れないことがどれだけしんどいことか……」と思われた人もいるかもしれません。

不眠症は体験した人にしかわからない非常につらい問題だと認識しています。

私は、独立して1年目に事業が全くうまくいかず、貯金もなくなりました。大切にしていた楽器を手放したり、宝物だと思っていた時計を売ったりして生計を立てていました。

そのストレスからか、日中にはあらがいようもない眠気に襲われ、夜には不安で押し潰されそうになり、とても眠れる状態ではなくなったのです。

そして、そこでできることが考えられず、ずっとベッドの上で天井を見上げていたことがあります。

その時の感覚は今でも忘れることはありません。

だからこそ、不眠症は大したことではないと考えることもありませんし、不眠症で集中力が保てない人に能力や気合が足りないからだなどと言うつもりもありません。

自分の力ではどうにもできないストレスや苦しみが発生するとき、根本の原因を解決しない限り、健全に眠気の対処や入眠に取り組むことは難しくなります。

眠りたいのに眠れないときには、眠る必要性や眠るための理由を一度全部手放すことです。

建設的に問題に対してアプローチすることや、自分の趣味などを行って、ストレスを軽減させることが最も大切になります。

眠る前の記憶というものは非常に強化されやすい特性もあるので、眠る前に自分が、問題解決に一歩取り組めた達成感や、楽しい思いで一日を終えることで、眠れないという不安を軽減することに繋がります。

眠りたくないときに眠くなり集中力が落ちてしまうことも、眠りたいときに眠れないことも、どちらも本当に苦しいことです。

本書でご紹介した方法を実践して頂き、少しでも眠気や集中力の悩み解決につながれば幸いです。

おわりに

今の世の中は、締め切りや目標地点からの逆算をして計画することが多く、〝今やったほうがいいこと〟があっても、「締め切りまでまだ余裕があるから……」と、先延ばしにしがちです。

ですが、実際にはすぐに行動したほうが仕事は早く終わりますし、そのほうが、イレギュラーなことが起こった場合にも、すぐに対応することができます。

そういった意味でも、私は、（唐突ではありますが）私の祖母のような人でありたいと思って生きています。

現代ほど家電が優れておらず、家事に今以上に時間がかかる時代。祖母の家には立派な庭もあったため、家事だけに留まらず、庭の手入れなどもありましたが、祖母が一人で手際よくこなしていました。

多くの家事を夕方には終え、当時小学生だった私のために、スイカを切って食べさせてくれました。突然の夕立があったときには、素早く洗濯物を取り込み、室内に干しながら、「こういうこともあるね」と笑っていました。

そんな祖母の笑顔が、記憶の中で鮮明に残っています。

締め切りからの逆算で行動している場合、イレギュラーな出来事が発生するたび、イライラしたり、パニックになったりと、対応に困ってしまうものです。

やるべきことに取り組みはじめたら中途半端なところで手を止めず、全てを終えてから休憩する。そうしてはじめて心の平穏があるように思います。

祖母は夕立というイレギュラーな出来事が起きても、心にも時間にも余裕を持っていたように思います。「自分のことを全て終えた上で、他人のことまで考え行動できるようにしたい」、私はそう常々考えています。

ちょっとしんどい、ちょっとつらい……。生きているといろいろな事があると思います。しかし、「どこかで誰かが見てくれている」「誰かが必ず自分の行動の影響を受けている」と思うと、少しだけ胸を張って乗り切れるように思えませんか？

まず、〝締め切りからの逆算〟よりも〝今やったほうがいいこと〟をしっかりと行うこと。その上で、他人も助けられるような人になっていただきたいと思い、本書でノウハウをお伝えしてきました。

ほんの少しでも実生活の中で活用して頂き、あなたの豊かな人生のサポートができるのであれば幸いです。

最後に、原稿執筆に協力してくれた自社の社員、いつも優しい笑顔を向けてくれていた祖父母、しんどい顔を見せず完璧な存在でいてくれた父と母、そして、妻の望と息子の翼に感謝の気持ちを伝えたいと思います。本当にありがとう。

堀大輔

堀 大輔

（ほり・だいすけ）

1983年11月2日生まれ、兵庫県尼崎市出身
GAHAKU株式会社代表取締役
社団法人日本ショートスリーパー育成協会代表理事

18歳で高校を卒業してから1年ほど音楽活動を行い、その後油絵画家として風景画や壁画などを描く。画家としてのセンスを買われ、ギター製作会社の立ち上げメンバーとなり、3年間ルシアー（ギター製作職人）として活動。

ギター製作会社を退職後、3年ほど化学プラント会社にて設計の仕事を行い、NHK「ためしてガッテン」に速読の達人として出演したことをきっかけに独立。

さまざまな活動に携わることに加え、1日8時間睡眠を取っていたことから、時間がまったく足りない状況になる。

18歳からはじめた睡眠の研究をもとに、25歳のときに短眠に挑戦。2カ月で1日45分以下睡眠のショートスリーパーになることに成功する。

その後、独自に研究した睡眠の新理論を構築し、短眠カリキュラム「Nature sleep」を開発。このカリキュラムによってショートスリーパーになった受講生は800人以上、成功率は99%を超える。

現在では、短眠カリキュラムを伝えるスクールの代表のほか、トリリンガル幼稚園のカリキュラム顧問など、教育の現場でも幅広く活動している。

著書に、『できる人は超短眠!』（フォレスト出版）がある。

本文デザイン　中西啓一（panix）
イラスト　土屋和泉
DTP　横内俊彦
企画協力　小山睦男（インプルーブ）

視覚障害その他の理由で活字のままでこの本を利用出来ない人のために、営利を目的とする場合を除き「録音図書」「点字図書」「拡大図書」等の製作をすることを認めます。その際は著作権者、または、出版社までご連絡ください。

3秒で頭が冴えるすごい方法

2017年5月3日　初版発行

著　者　堀大輔
発行者　野村直克
発行所　総合法令出版株式会社
〒103-0001　東京都中央区日本橋小伝馬町15-18
ユニゾ小伝馬町ビル9階
電話 03-5623-5121
印刷・製本　中央精版印刷株式会社

ISBN 978-4-86280-551-5
総合法令出版ホームページ　http://www.horei.com/